Gesund genießen – gut leben

Die in dem Buch abgebildeten Models an der Seite von Prof. Hademar Bankhofer sind: Anna Reusch, Karin Leibetseder und Tina Bernreiter.
Hairstylistin war Claudia Zauner.
Die Fotos stammen von Peter Schweiger, Wien.

Rezeptbilder: Groupe SEB Deutschland GmbH/Krups GmbH

Coverbild: Peter Schweiger, Wien

Foto Seite 88: Redaktion „Die gesunde halbe Stunde“

ISBN 978-3-7088-0422-4

Autor: Prof. Hademar Bankhofer

Layout, technische Bearbeitung: Martin Jurkowitsch, Kneipp-Verlag

Druck: Druckerei Theiss GmbH, A-9431 St. Stefan

1. Auflage Leoben, Juli 2007

Prof. Hademar Bankhofer

Gesund genießen – gut leben

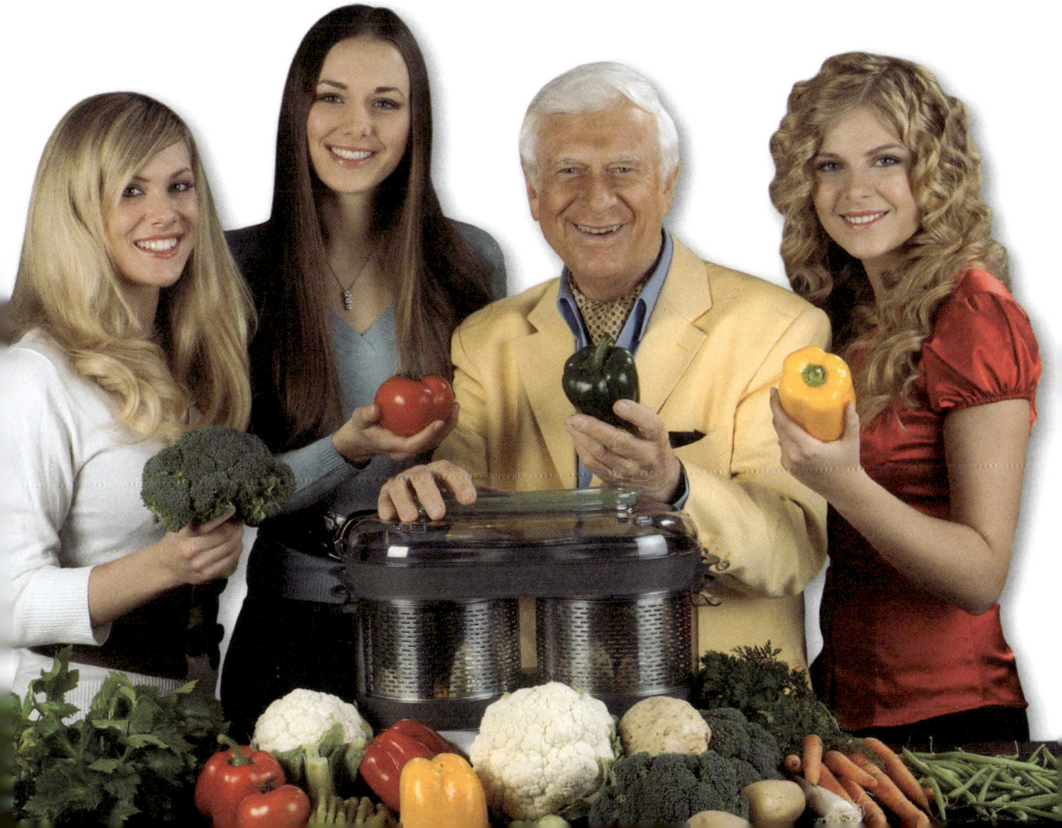

Inhalt

Lassen Sie es sich gut gehen!

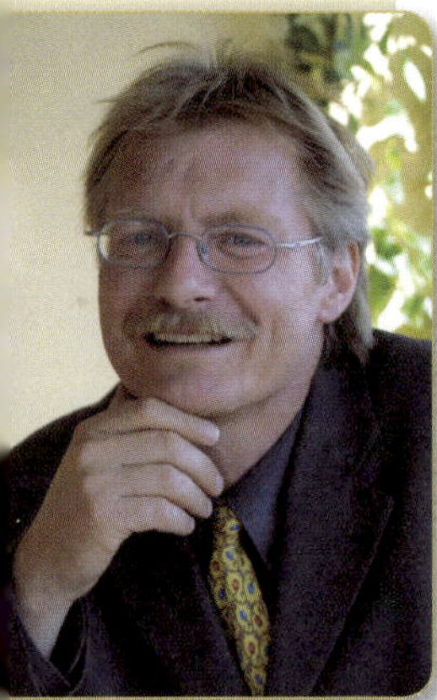

Die Jungen nennen es „gut drauf sein". Die Älteren sprechen von Gesundheit. Beide meinen das Gleiche. Und beide finden es erstrebenswert. Denn wer hat schon etwas übrig für Wehwehchen und Unwohlsein?

Doch Gesundheit und „gut drauf sein" hängen eng mit unserer körperlichen Verfassung zusammen. Und die wird wiederum wesentlich davon mitbestimmt, wie wir mit unserem Körper und unserer Umwelt umgehen. Essen und Trinken sind dabei ganz wichtige Faktoren, mit denen wir positiv auf unser Wohlbefinden und auf unsere Gesundheit einwirken können. Sie entscheiden mit, ob wir statt körperlichem Raubbau gesundheitlichen Aufbau betreiben.

Wie wir mit den vielfältigen Lebensmitteln umgehen, die die Natur uns bietet – ob wir das Gemüse und Fleisch vitaminschonend und lecker zubereiten oder alle wertvollen Vitalstoffe verkochen lassen, ob wir in Hektik essen oder uns Zeit lassen zum Genießen, ob wir mit Spaß und mit Genuss unsere Speisen zubereiten oder Gerichte aus der Tüte gedanken- und womöglich pausenlos in uns hineinstopfen – das ist der Nährboden, auf dem körperliche und mentale Gesundheit verdorren, verkümmern oder sich positiv entfalten und entwickeln kann.

Die Ausgaben für die Behandlung von ernährungsbedingten und -abhängigen Krankheiten sind der größte Kostenfaktor im Gesundheitswesen. Der wirksamste Teil der Gesundheitsreform beginnt somit nicht in der Apotheke, nicht in der Praxis des Arztes und auch nicht im Krankenhaus, sondern in unserer Küche und auf unseren Tellern.

Dieses Buch von Prof. Hademar Bankhofer ist ein wertvoller und notwendiger Ratgeber gegen den Kalorien-Grauschleier, für ein gesundes Genießen, für mehr Lebensqualität. Das Buch zeigt, wie jede Küche zu einer echten Gesundheits-Küche werden kann, die Laune macht, schmeckt und die Basis für lang anhaltendes körperliches und mentales Wohlbefinden legt – für die ganze Familie.

INSTITUT FÜR SPORTERNÄHRUNG e.V. BAD NAUHEIM

Günter Wagner, Ernährungswissenschaftler

Mitglied des Vorstandes
im Institut für Sporternährung e.V.
Bad Nauheim

Das Leben ist Gott, Lebensgenuss Gottesgenuss,
wahre Lebensfreude wahre Religion.
Aber zum Lebensgenuss gehört auch der Genuss von Speis und Trank.
Soll daher das Leben heilig sein, muss auch Essen und Trinken heilig sein.
Ist diese Konfession Irrreligion?

Anselm Feuerbach

Was ist „gesunde Ernährung"?

Viele, die sich vornehmen, sich besser, ausgewogener und vielfältiger zu ernähren, stehen oft vor der Frage: Was ist denn eigentlich gesunde Ernährung? Es ist eine optimale Versorgung mit lebenswichtigen Nährstoffen in einem ausgewogenen Verhältnis, mit dem generellen Gebot für die Nahrungsaufnahme: nicht zu viel, nicht zu üppig, nicht zu fett, nicht zu süß, eine regelmäßige Flüssigkeitszufuhr und – regelmäßige Bewegung.

Wer sich vorbildlich nach diesen Grundsätzen ernährt, kann eine Menge für seine Gesundheit, Fitness und Vitalität tun.

Die wichtigsten Gebote dafür sind:

- Versorgen Sie den Körper in reduziertem Maße mit Lebensmitteln, aber dafür mit qualitativ hochwertiger Nahrung.
- Die Basis einer gesunden Ernährung besteht aus viel Gemüse und Obst, mehr Fisch als Fleisch, wobei beide nach Möglichkeit die Beilage bilden sollten.
- Geringe Zufuhr von Kohlenhydraten, wobei aber die regelmäßige Aufnahme für unseren täglichen Energiehaushalt von großer Bedeutung ist.
- Wenig Fett, wenig Zucker. Was das Fett betrifft, sollte man sich immer vor Augen halten: Fette sind lebenswichtig. Es dürfen nur nicht zu viele sein und es sollten gesunde Fette sein, die wir zu uns nehmen – am besten pflanzliche Fette.
- Eine ausreichende Flüssigkeitszufuhr ist ein wichtiger Bestandteil der gesunden Ernährung und notwendig für alle Stoffwechselvorgänge.

- Ohne Bewegung läuft gar nichts. Man kann nur gesund leben, schlank werden und schlank bleiben, wenn die Muskelmasse erhalten bleibt und nur die Fettmasse abnimmt.

- Nicht zu vergessen bei einer ausgewogenen, gesunden Ernährung: gute Laune, positives Denken und reichlich Kommunikation mit anderen Menschen. Und das Essen muss immer ein Genuss sein – gesunde Ernährung muss gut schmecken.

Man könnte die Basis der gesunden Ernährung kurz zusammengefasst so formulieren. Der menschliche Körper benötigt für das reibungslose Funktionieren aller Stoffwechselvorgänge drei Dinge: Flüssigkeit, Energie und Vitalstoffe, also lebenswichtige Nährstoffe.

Wer gesund genießen möchte, muss aber mehrere Fakten bedenken: Es ist nicht allein entscheidend, welche Qualität die Naturprodukte haben, aus denen ich meine Mahlzeiten zubereite. Es ist auch enorm wichtig, wie sie zubereitet werden. Man kann das beste, vitalstoffreiche Gemüse durch zu heißes, zu langes Kochen kaputt und wertlos machen. Man kann die besten Kartoffeln in einem Meer von heißem Fett zu Tode frittieren. Und man kann die köstlichsten Obstsorten durch falsches Zubereiten all ihrer Vitalstoffe berauben.

Daher ist es erfreulich, dass es heute Kochgeräte gibt, die uns helfen, die Grundsätze der gesunden Ernährung, aber auch des gesunden Genießens, einzuhalten. Dadurch wird es sogar möglich, auf den ersten Blick „ungesundes Essen“ als gesundes Essen zu servieren.

Herzlichst – Ihr

Dampfgaren – die gesündeste Form, hochwertiges Gemüse zuzubereiten

Der griechische Arzt Hippokrates, der Vater der Medizin, hat in der Antike bereits gefordert, dass unsere Nahrung zugleich auch unsere Medizin sein sollte.

Schauen wir uns doch einmal die großen Gruppen unserer Lebensmittel an, die für unsere Gesundheit so wichtig sind:

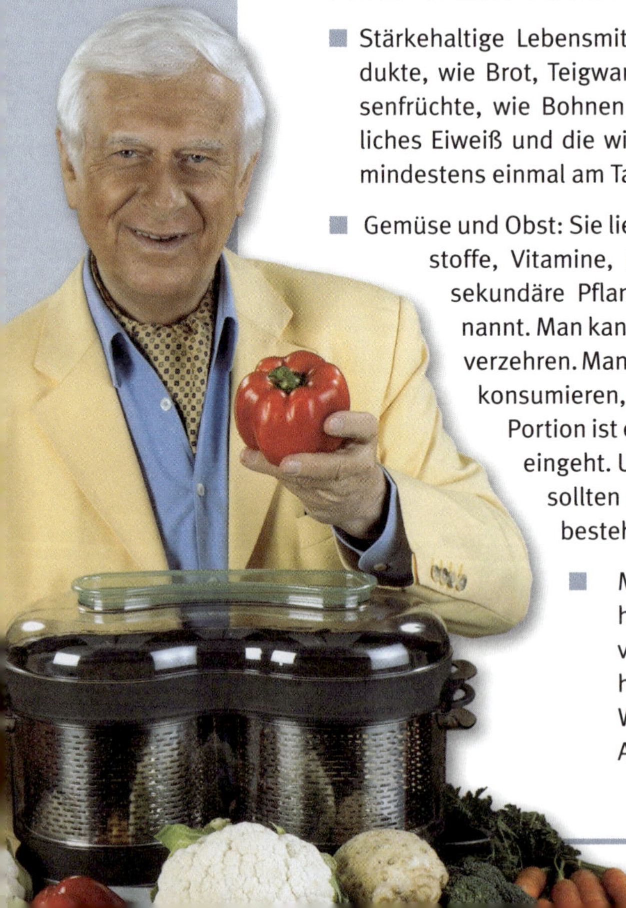

- Stärkehaltige Lebensmittel: Dazu gehören die Getreideprodukte, wie Brot, Teigwaren, Grieß, Reis, Kartoffeln und Hülsenfrüchte, wie Bohnen und Linsen. Sie liefern uns pflanzliches Eiweiß und die wichtigsten Grundkalorien. Sie sollten mindestens einmal am Tag auf dem Speiseplan stehen.
- Gemüse und Obst: Sie liefern Wasser, Kohlenhydrate, Ballaststoffe, Vitamine, Mineralstoffe, Spurenelemente und sekundäre Pflanzenstoffe, auch Bioaktiv-Stoffe genannt. Man kann Obst und Gemüse roh oder gekocht verzehren. Man sollte 5-mal am Tag Obst und Gemüse konsumieren, nach Möglichkeit in allen Farben. Eine Portion ist etwa die Menge, die in eine Hand hineingeht. Und von diesen fünf Portionen am Tag sollten drei aus Gemüse und zwei aus Obst bestehen.
- Milchprodukte: Sie haben einen hohen Nährwert und liefern uns leicht verdauliches Eiweiß mit einem hohen biologischen Wert, Kalzium für Wachstum und Knochen, die Vitamine A, D und jene der B-Gruppe.

- Fleisch, Fisch, Eier: Sie sind die Hauptquelle für Eiweiß und Eisen. Man sollte beim Fleisch oft variieren, wobei aber vom roten Fleisch weniger als vom weißen verzehrt werden sollte.
- Fette: Sie sind eine wichtige Energiequelle. Fette sind am Aufbau von Zellen beteiligt, können diese auch reparieren und arbeiten an der Hormonproduktion mit. Und sie liefern die fettlöslichen Vitamine A, D, E und K.

Die Lebensmittel und Naturprodukte, die man für die Zubereitung einer Mahlzeit braucht, müssen von allerbester Qualität sein. Wer dabei spart, der schadet ganz massiv seiner Gesundheit. Besonders wichtig ist auch die schonende Zubereitung. Das heißt: Es müssen während des Kochvorganges möglichst viele Vitamine, Mineralstoffe, Spurenelemente, Enzyme und sekundäre Pflanzenstoffe erhalten bleiben. Nur ein vitalstoffreiches Essen ist ein gesundheitsförderndes Essen. Daraus ist zu ersehen: Man muss sehr genau auf die Zubereitung der täglichen Lebensmittel achten. Die Koch- und Gar-Methoden spielen eine ganz besonders wichtige Rolle, wie wertvoll eine Mahlzeit ist. Das Ergebnis muss vitalstoffreich und wohlschmeckend sein. Denn: Was nützt das nährstoffreichste Gemüse, wenn es in einer riesigen Menge Wasser in viel zu langer Garzeit gekocht wird? Oder wenn es mit viel zu viel Fett geschmort wird? Da sind am Ende fast alle Vitalstoffe kaputt. Was nützt das hochwertigste Fleisch, der teuerste Fisch, wenn wir beim Braten all die guten Lebensmittel in heißem, gesundheitsschädlichem Fett tränken? Ganz abgesehen davon, dass damit aus gesunden Naturprodukten Kalorienbomben werden.

Die Devise heißt: Wer sich gesund ernähren, wer Naturprodukte von bester Qualität so schonend wie möglich zubereiten möchte, damit die Qualität erhalten bleibt, der benötigt nicht bloß den

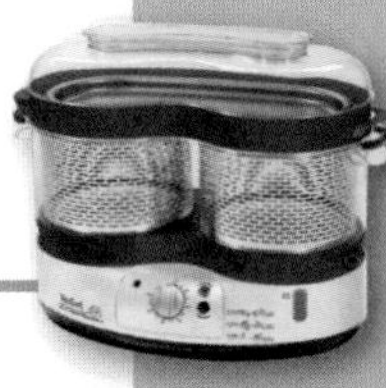

guten Willen, sondern auch entsprechende Küchengeräte, die dabei helfen können. Berufsköche haben das längst erkannt und arbeiten mit der besten und gesündesten Gar-Methode, die es gibt: dem Dampfgaren.

Was versteht man unter Dampfgaren? Ganz einfach: Gemüse, Eier, Fleisch und Fisch werden in heißem Wasserdampf gegart. Ohne Fett und nicht im Wasser. Wer das einmal ausprobiert hat, der kann es bestätigen:

- Das Essen schmeckt auch ohne Öl und Butter köstlich. Mehr noch: Der Geschmack vom Gemüse, vom Fleisch und vom Fisch ist intensiver, voller, weil das Eigenaroma der einzelnen Naturprodukte erhalten bleibt.
- Alle Lebensmittel, die unter Einfluss von Wasserdampf gegart werden, sind besser verdaulich.
- Vitamine, Mineralstoffe, Spurenelemente, Enzyme und die Bioaktiv-Stoffe bleiben weitgehend erhalten.
- Die Bedeutung von Gemüse liegt auch im hohen Anteil am Mineralstoff Kalium, der einen gesunden Blutdruck garantiert, den Muskeln und Nerven Kraft gibt. Beim Dampfgaren bleibt das Kalium fast zur Gänze im Gemüse erhalten.
- Wenn man Brokkoli im Wasser auf einem Elektroherd 23 Minuten kocht, bleiben 50 bis 58 Prozent Vitamin C erhalten. Beim Garen in einem herkömmlichen Dampfgerät sind es 70 Prozent, in einem modernen Dampfgerät 86 Prozent.
- Ähnlich ist es bei den B-Vitaminen, die für unsere Nerven und gute Laune so wichtig sind. Beim Kochen in Wasser bleiben 60 Prozent erhalten, beim modernen Dampfgaren 100 Prozent.

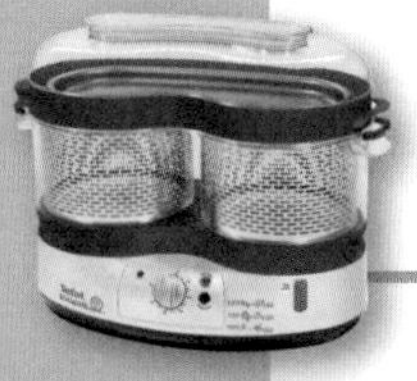

- Besonders beeindruckend ist der Verlust bei den Bioaktivstoffen – also bei den Farben aus dem Gemüse: Beim Kochen in Wasser bleiben bloß 40 bis 42 Prozent erhalten, beim modernen Dampfgaren sind es erstaunliche 91 Prozent.

Was bedeutet nun „modernes Dampfgaren“? Eine neue Form des gesunden Dampfgarens – VitaCuisine. Und das alles sollte man über die Vorteile von VitaCuisine wissen:

Man kann in einem Schritt eine vollständige, ausgewogene Mahlzeit zubereiten. Dank der beiden Garkörbe und der Garplatte können Gemüsesorten, Fisch oder Fleisch, Reis, Obst und Desserts individuell in einem Dampfvorgang zu einer großen Mahlzeit vereint werden. Man braucht keine Angst zu haben, dass dabei verschiedene Aromen vermischt werden oder sich gegenseitig stören. Aromen, die während des Kochvorganges entstehen, entweichen in geringem Umfang mit dem Dampf.

Wie aufwendig ist nun das Dampfgaren à la VitaCuisine? Das geht ganz einfach: Man befüllt die Garkörbe und die Garplatte mit den Lebensmitteln. Zuvor muss der Wassertank des Gerätes befüllt werden. Das Wasser ist ja das wichtigste Element bei der Zubereitung, denn es liefert den Dampf. Und nun drücken Sie den Knopf und schalten den Dampfgarer ein: Das VitaCuisine-Erlebnis beginnt. Der Dampf umströmt die Lebensmittel und gart sie, ohne dass den Produkten etwas entzogen wird. Die Zubereitungszeiten bewegen sich von 5 Minuten bis 25 Minuten.

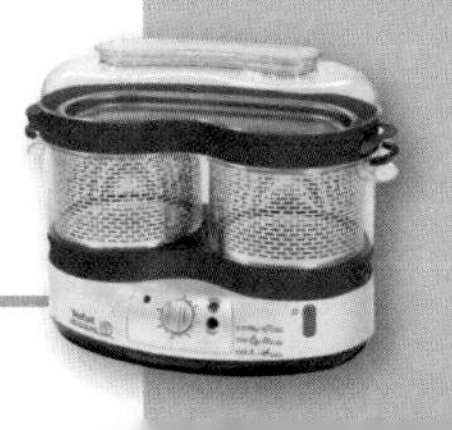

Tricks und Kniffe für den perfekten VitaCuisine-Genuss:

- Legen Sie die Lebensmittel in den Garkörben des Gerätes nicht zu eng aneinander. Lassen Sie genügend Abstand, damit der Dampf optimal zirkulieren kann.
- Bei einem herkömlichen Dampfgarer sollte man den Deckel nicht zu oft öffnen. Dampfverlust verlängert die Garzeit und stört somit den Garvorgang. Eine längere Garzeit bedeutet mehr Nährstoffverlust. Bei VitaCuisine stellt das kein Problem dar: durch die Betätigung der „Vitamin-Plus“-Taste wird die Dampfproduktion kurzzeitig verstärkt, um somit einen Großteil des entstehenden Dampfverlusts auszugleichen.
- Wer kein frisches, reifes Gemüse fürs Dampfgaren zur Verfügung hat, der kann sich durchaus aus der Tiefkühltruhe mit Gemüse versorgen. Tiefkühlgemüse ist eine sehr gute Alternative. Sehr praktisch dabei ist auch: Tiefkühlgemüse kann ohne Auftauen direkt in den Damfgarer gegeben werden. Man sollte es davor kurz mit heißem Wasser abspülen.
- Man kann Lebensmittel im Dampfgarer durch das Hinzufügen von Kräutern, Orangen- und Zitronenscheiben, von Knoblauch und Zwiebeln sehr reizvoll mit einem besonderen Aroma versehen. VitaCuisine eignet sich mit seiner wendbaren antihaftbeschichteten Garplatte auch zum Garen im eigenen Saft oder in Soßen und Marinaden – das sorgt für Abwechslung.

Alle Naturprodukte, die im Dampf gegart werden, haben eine weitaus bessere gesundheitsfördernde Wirkung als Lebensmittel, die auf andere Weise zubereitet werden. Die Erklärung: Viele Vitalstoffe bleiben durch die Dampf-Erhitzung erhalten, sie werden aber auch für den Körper besser aufnehmbar.

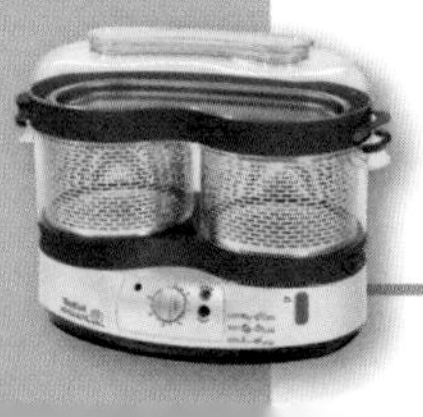

- Wer Kohl, Brokkoli, Sojaprodukte, Eier und Krustentiere nach der VitaCuisine-Methode mit Dampf zubereitet, kann besonders interessante Mengen an Kalzium aufnehmen, was für die Zähne, vor allem aber für die Knochen wichtig ist.
- Eisen ist wichtig für den Transport von Sauerstoff im Blut, aber auch für Vitalität. Im Dampfgarer kann man Eisen auf natürliche Weise in wichtigen Mengen aus Linsen, Fleisch, Krustentieren und Kräutern konsumieren.
- Magnesium stärkt Herz und Kreislauf, macht stressfest und stressresistent. Aus dem Dampfgarer holt man es sich aus Kartoffeln, Mais und Lauch.
- Jod ist an der Bildung der Schilddrüsenhormone beteiligt, die einen wichtigen Einfluss auf Haut, Haare und Gehirn haben. Aus dem Dampfgarer bekommen wir wertvolle Jodmengen aus Krustentieren und Meeresfisch geliefert.
- Vitamin A und Betakarotin bekommen wir leicht aufnehmbar aus den dampfgegarten Karotten. Das Betakarotin kann nämlich vom Körper viel besser verwertet werden, wenn es nicht aus der rohen, sondern aus der erhitzten Karotte kommt.
- Es gibt Naturprodukte, die liefern auch in gegartem Zustand reichlich Vitamin C, vor allem, wenn sie im Dampfgarer zubereitet werden, weil hier das Vitamin C überaus schonend behandelt wird. Ideale Vitamin-C-Lieferanten aus dem VitaCuisine-Gerät sind Brokkoli, Spinat, grüne Bohnen, Kohl, Paprika.
- Der Mineralstoff Kalzium kann in unsere Knochen nur mit Hilfe von Vitamin D eingebaut werden. Vitamin D ist aber auch wichtig für unsere Immunkraft und für gute Laune. Interessante Mengen an Vitamin D aus dem Dampfgarer bekommen wir von Lachs, Thunfisch, Sardinen und Eiern.

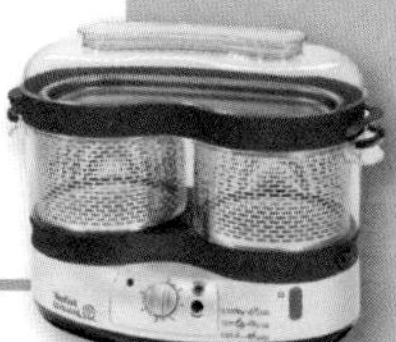

- Dieselben Produkte versorgen uns mit Vitamin E, das Herz und Gefäße schützt, Arteriosklerose vorbeugt, einen Jungbrunnen-Effekt auslöst und rheumatische Schmerzen lindern kann.
- Viele Menschen sind oft schlecht gelaunt und haben schwache Nerven, weil sie aus der Nahrung zu wenige B-Vitamine aufnehmen. Wer sich aus dem Dampfgarer ernährt, kann sich aus Hülsenfrüchten, grünem Gemüse, Karotten, Eiern, Fisch und Fleisch mit den nötigen Vitaminen der Gruppe B versorgen. Die B-Vitamine sind auch wichtig für Haut und Haare, für die Muskeln und für die Bildung der roten Blutkörperchen.
- Zur Blutgerinnung braucht der Mensch Vitamin K. Aus dem Dampfgarer versorgen wir uns damit von Blumenkohl, Spinat und Brokkoli.
- Der besondere Wert des Dampfgarens liegt unter anderem auch in der Tatsache, dass all die wunderbaren Bioaktivstoffe – die Farben in Obst und Gemüse – mit besonderer Kraft auf den menschlichen Organismus wirken, weil sie durch das Dampfgaren besonders aktiv werden.

Man kann ohne Übertreibung sagen: Wer regelmäßig seine Nahrung im Dampfgarer zubereitet, kann eine Reihe von Krankheiten verhindern und positiv beeinflussen, weil er Vitalstoffe in optimaler Quantität und Qualität aufnehmen kann.

Das bedeutet: Dampfgaren schützt vor Herzerkrankungen, vor Schlaganfall und Diabetes. Dampfgaren kann massiv mithelfen, dass Cholesterin- und Blutdruckwerte normal und gesund bleiben. Mit Dampfgaren kann man bis zu einem gewissen Grad auch das Krebsrisiko speziell für Magen-Darm- und Lungenkrebs senken.

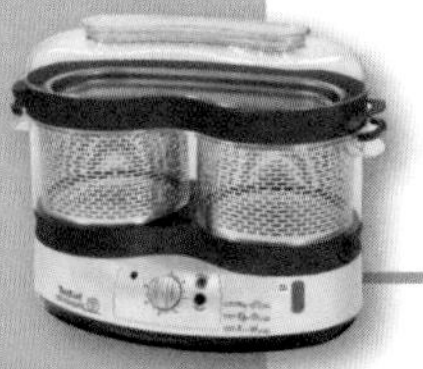

Wer regelmäßig seine Mahlzeiten im Dampfgarer zubereitet, kann besser mit Stresssituationen umgehen, konsumiert mehr Obst und Gemüse, mehr Fisch als Fleisch, hat ein größeres Bewusstsein für Vitamine, Mineralstoffe und Spurenelemente, ernährt sich mit weniger Fett, weniger Zucker und weniger Salz.

Nicht unterschätzen darf man, dass viele ihre Mahlzeiten schnell zubereiten wollen. Im Normalfall leidet dabei die Qualität der Mahlzeit. Beim Dampfgaren ist das nicht der Fall. Man kann Gemüse und hochwertiges Fleisch gemeinsam in kürzester Zeit zubereiten und zaubert damit eine fettarme, schonend gegarte Ernährung: das Ergebnis einer gesundheitsbewussten Küche, die mit einer vorbildlichen Nährstoff-Balance aufwartet.

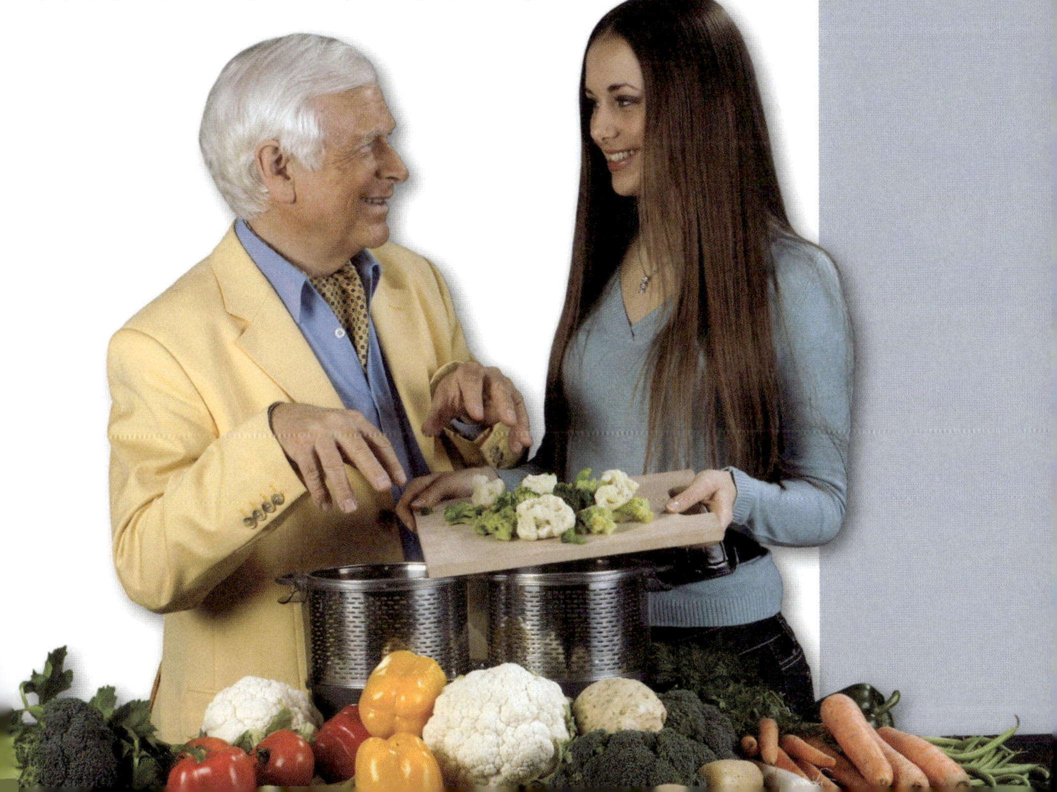

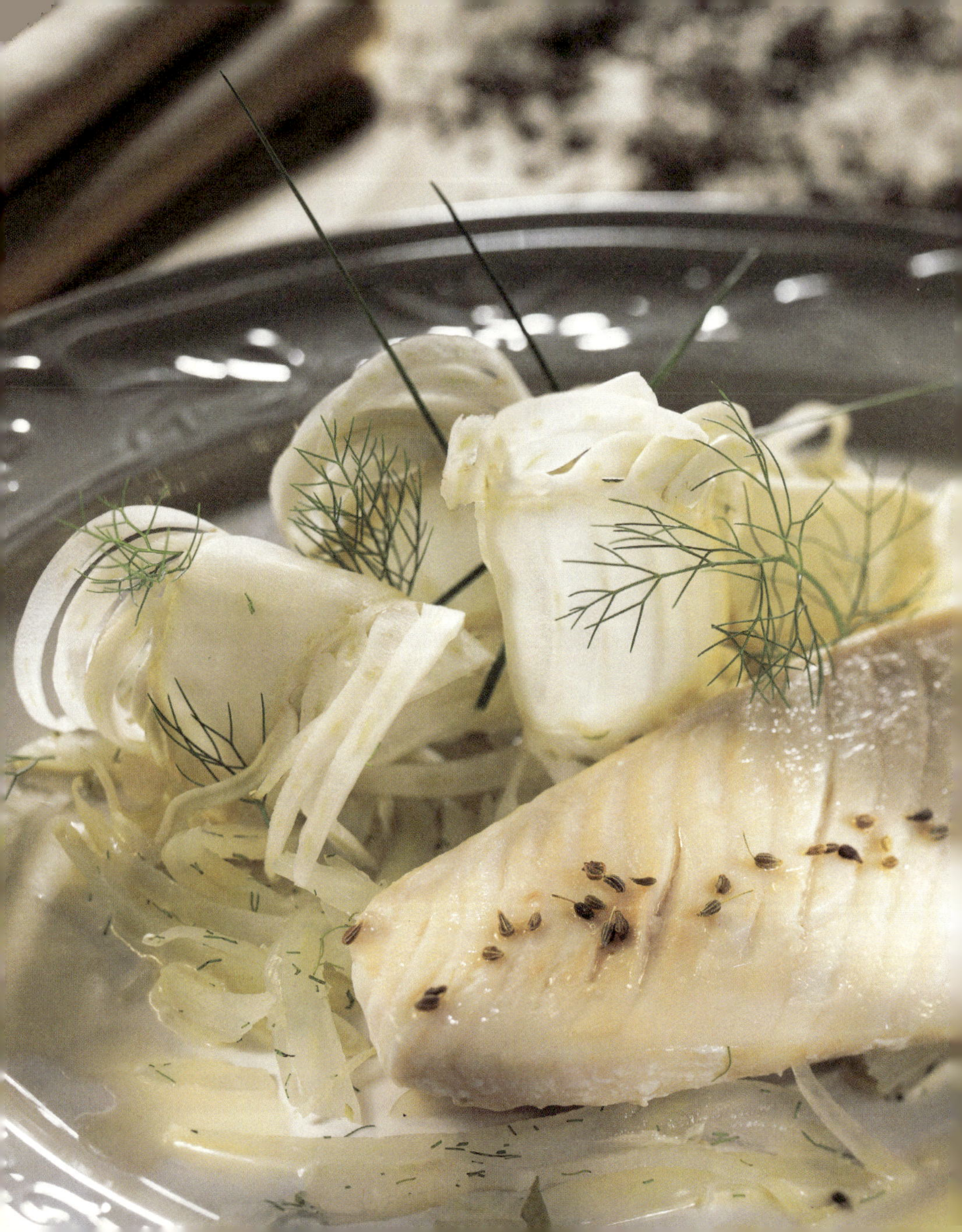

Gedämpfter Lachs

Zutaten:
4 Lachsfilets · Zitronensaft · Jodsalz · 4 Lorbeerblätter
10 mittelgroße Kartoffeln · 1 Becher Sahne
Gemüsebrühe · 2 Esslöffel saure Sahne (Sauerrahm) · 6 Wachholderbeeren
1 Bund Dill · Petersilie · Pfeffer

Für 4 Portionen
Zubereitungszeit:
25 Minuten
Garzeit:
45 + 20 Minuten
Besonders reich an:
Kalium, Jod
Nährwerte/Portion:
402 kcal
Eiweiß: 25 g
Fett: 24 g
Kohlenhydrate: 20 g

Die Lachsfilets waschen und trocken tupfen. Mit Zitronensaft und Salz würzen. Ein Lorbeerblatt darauf legen.

Die Kartoffeln schälen und in einen Dampfkorb des Dampfgarers geben. 45 Minuten dämpfen.

Die Lachsfilets nach 20 Minuten auf die Garplatte des Dampfgarers legen und dämpfen.

In der Zwischenzeit die Sahne aufkochen und mit Salz, Pfeffer und einem Spritzer Zitrone würzen. Eventuell etwas Gemüsebrühe dazugeben. Mit 2 Esslöffel saurer Sahne abschmecken. Wachholderbeeren dazugeben.

Den Dill hacken und in die Soße geben.

Die gedämpften Lachsfilets und die Kartoffeln anrichten und mit etwas Soße übergießen. Mit Petersilie verzieren.

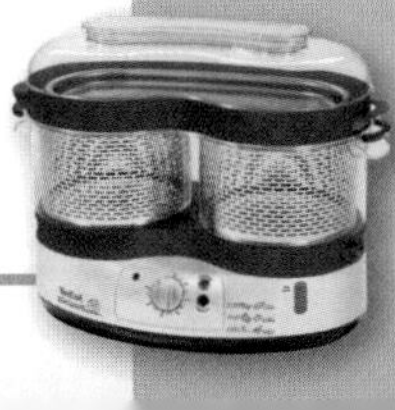

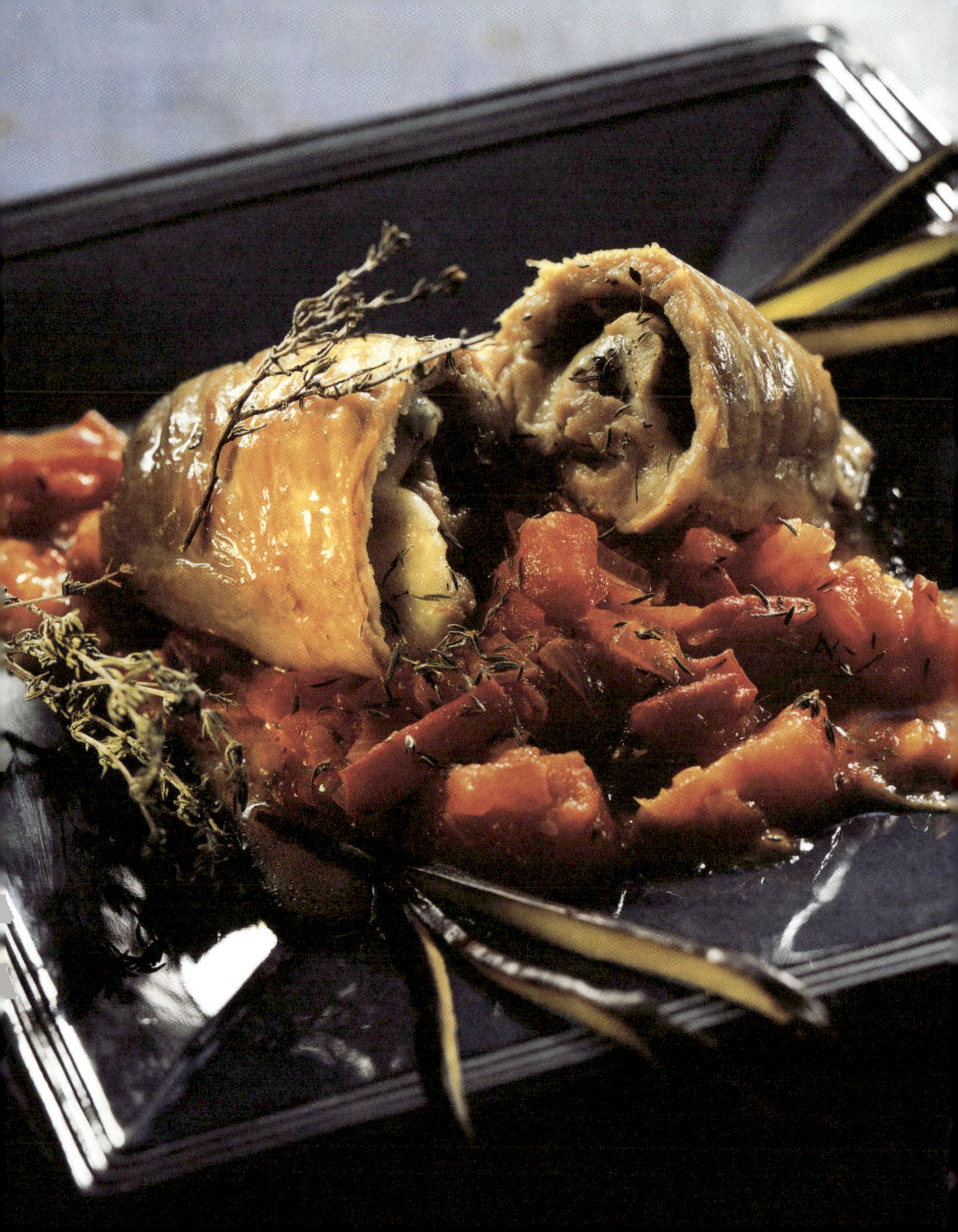

Kalbfleisch auf italienische Art

Zutaten:
4 große Kalbsschnitzel · 10 cl Weißwein · 1 kleine Aubergine (Melanzani)
8 Salbeiblätter · 100 g Mozzarella · 1 Thymianzweig · 2 geschälte Tomaten
30 g Butter · 2 Schalottenzwiebeln · Salz und Pfeffer

Die Aubergine längs in dünne Scheiben schneiden. Auf jedes Schnitzel eine Scheibe Aubergine, eine Scheibe Mozzarella und ein Salbeiblatt legen. Salzen und pfeffern.

Butter, gehackte Schalotten, in Würfel geschnittene Tomaten, Thymian und Weißwein vermischen und auf die Garplatte geben.

Die Schnitzel einrollen und mit einem Zahnstocher fixieren, in die Soßenkochschale legen und im Dampf 23 Minuten garen. Gerollt auf einem Teller anrichten, mit Soße begießen und mit einem Salbeiblatt dekorieren.

Für 4 Portionen

Zubereitungszeit:
15 Minuten

Garzeit:
23 Minuten

Besonders reich an:
hochwertigem Eiweiß, Kalzium (Käse)

Nährwerte/Portion:
399 kcal
Eiweiß: 53 g
Fett: 18 g
Kohlenhydrate: 6 g

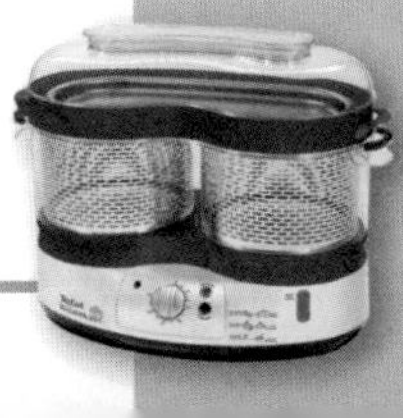

Schweinefleischröllchen

Für 4 Portionen

Zubereitungszeit:
35 Minuten (Marinade 60 Minuten vorher zubereiten)

Garzeit:
35 Minuten

Besonders reich an:
Vitamin B_1,
Vitamin B_{12},
Kalium, Eisen

Nährwerte/Portion:
340 kcal
Eiweiß: 35 g
Fett: 18 g
Kohlenhydrate: 6 g

Zutaten:
5 Esslöffel Sojasoße · 2 Esslöffel Sherry · 1 Esslöffel Sesamöl
1 Prise Zucker · Jodsalz · Pfeffer · 8 dünne Scheiben Schweinefleisch
2 kleine Karotten · 2 Stangen Staudensellerie · 1/4 Teelöffel Koriander
2 Esslöffel Chilisauce · 2 Lorbeerblätter · 400 ml Brühe · Holzspieße

---

Für die Marinade 4 Esslöffel Sojasoße, 1 Esslöffel Sherry, Sesamöl, Salz, Zucker und Pfeffer verrühren. Das Fleisch darin einlegen und zugedeckt eine Stunde im Kühlschrank marinieren.

Karotten und Sellerie waschen, putzen und eine Karotten sowie den Sellerie in dünne Streifen schneiden. Die zweite Karotte würfeln.

Das Gemüse in einem der Dampfkörbe des Dampfgarers 10 Minuten dämpfen. Anschließend mit Salz, Pfeffer und Koriander würzen.

Das Fleisch abtropfen lassen und mit der Chilisoße bestreichen. Das Gemüse darauf verteilen, das Fleisch zu Rouladen rollen und mit den Holzspießen feststecken.

Die Rouladen auf die Garplatte des Dampfgarers geben, die Lorbeerblätter darauf legen und 20–25 Minuten dämpfen.

Die Marinade mit der Brühe in einen Topf geben und mit Soßenbinder andicken. Eventuell mit Sojasoße, Sherry und Pfeffer abschmecken.

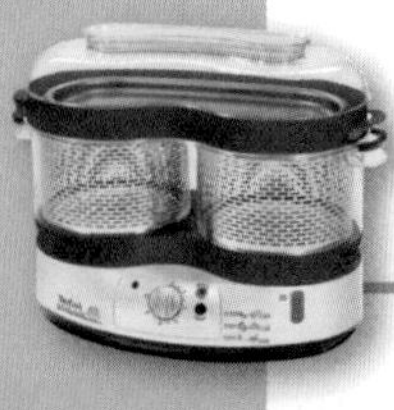

Kräuterputenschnitzel

Zutaten:
4 Putenschnitzel · 1/2 Bund Petersilie · 1/2 Bund Schnittlauch · 1 Zitrone
Salz · Pfeffer

Das Fleisch waschen, trocken tupfen und würzen. Im Dampfgarer 25 Minuten dämpfen. Die Kräuter hacken und mit Zitronensaft vermengen.

Die fertigen Putenschnitzel mit der Kräutermischung bedecken und servieren.

Für 4 Portionen
Zubereitungszeit:
10 Minuten
Garzeit:
25 Minuten
Besonders reich an:
Vitamin C,
Kalium, Magnesium
Nährwerte/Portion:
260 kcal
Eiweiß: 55 g
Fett: 2 g
Kohlenhydrate: 3 g

Paella

Zutaten:
250 g Reis · 1 Esslöffel Öl · 1 Zwiebel · 1/2 l Hühnerbrühe · 1 Paprika rot
200 g Erbsen · 200 g Brokkoli
500 g Hähnchenfleisch, in mundgerechten Stücken
1 Esslöffel Sojasoße · 1 Prise Safran · Salz · Pfeffer

Reis mit Zwiebel und Safran in Öl andünsten. Mit 500 ml Hühnerbrühe ablöschen. In den Reisbehälter füllen und 30 Minuten dämpfen.

Nach 10 Minuten das Gemüse in den zweiten Dampfkorb füllen.

Das Fleisch würzen und mit Sojasoße anbraten. Auf die Garplatte des Dampfgarers legen und 20 Minuten mitdämpfen.

In einer Schüssel anrichten.

Für 4 Portionen
Zubereitungszeit:
25 Minuten
Garzeit:
50 Minuten
Besonders reich an:
Vitamin B_1,
Vitamin C, Magnesium
Nährwerte/Portion:
348 kcal
Eiweiß: 18 g
Fett: 6 g
Kohlenhydrate: 23 g

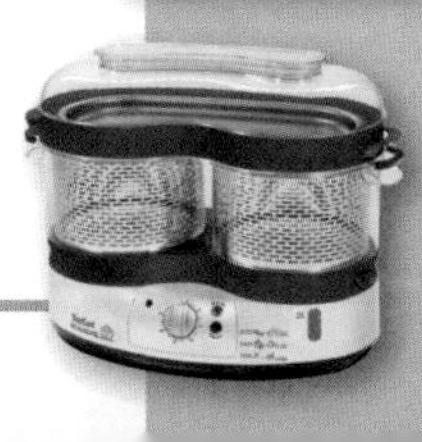

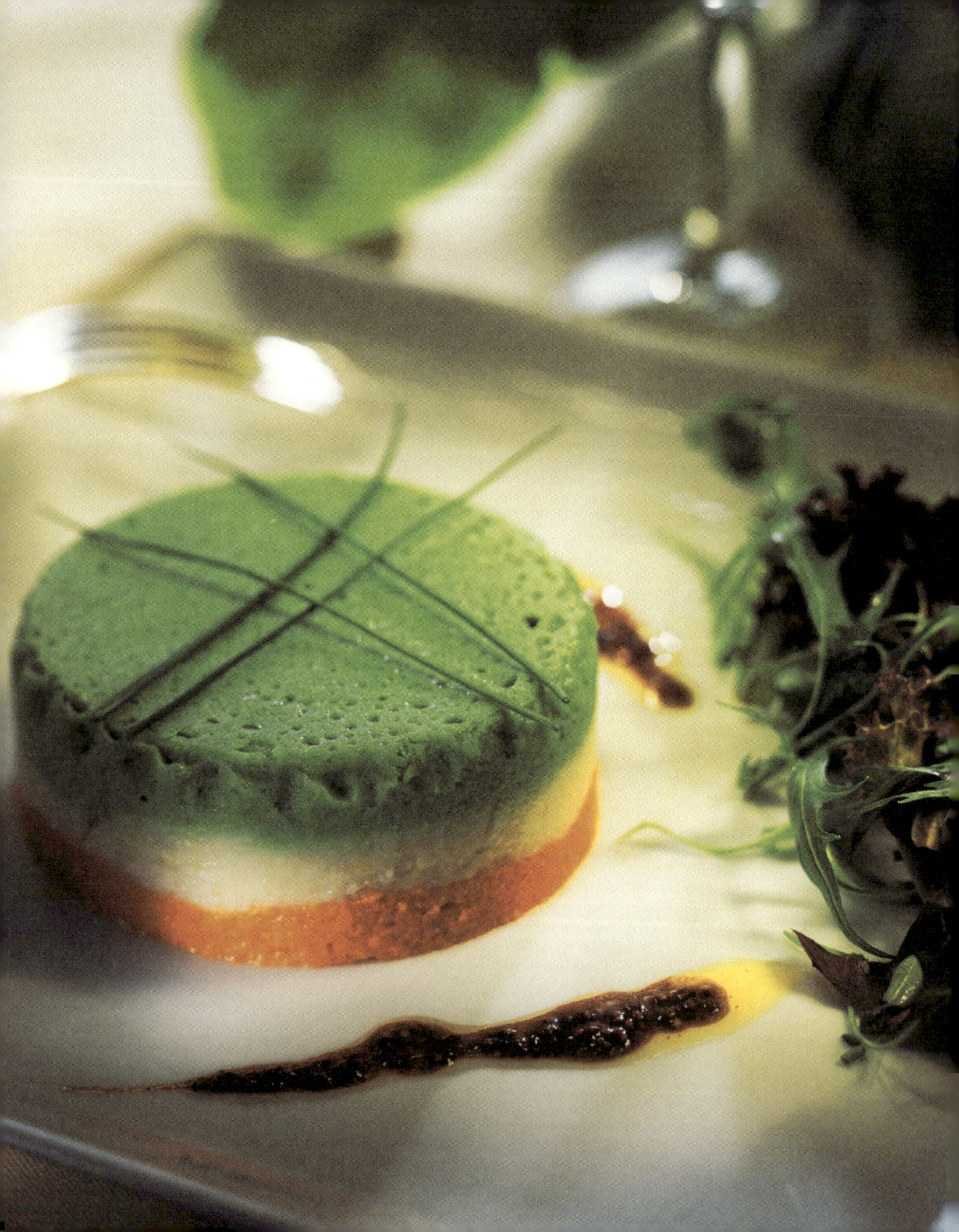

Gemüseterrine

Zutaten:
Für die Karottenmousse: *300 g Karotten in Würfel geschnitten*
80 g Eiweiß · 1 Teelöffel Kurkuma · 1 Teelöffel Muskatnuss*
Salz und Piment · 80 g Crème fraîche
Für die Selleriemousse: *300 g Sellerie in Würfel geschnitten*
80 g Eiweiß · 1 Teelöffel Muskatnuss · Salz und Piment*
80 g Crème fraîche
Für die Zucchinimousse: *300 g Zucchini in Scheiben geschnitten*
80 g Eiweiß · 15 Spinatblätter · Salz und Piment · 80 g Crème fraîche*
** von ca. 3 Eiern*

Die Karotten und den Sellerie 30 Minuten, die Zucchini 20 Minuten im Dampf garen.

Das Gemüse schnell abkühlen lassen, am besten auf einer Platte, die man auf Eiswürfel stellt (nicht abkühlen, indem man das Gemüse in kaltes Wasser taucht). Das Eiweiß zu steifem Schnee schlagen. Jedes Gemüse einzeln in den Mixer geben, die Gewürze und die Crème fraîche hinzufügen. Mit dem Eiweiß vermischen.

Je eine Lage Karottenmousse, darüber Selleriemousse und zuletzt Zucchinimousse in einzelne Förmchen füllen und im Dampf 40 Minuten garen.

Für 4 Portionen
Zubereitungszeit:
45 Minuten
Garzeit:
30 + 40 Minuten
Besonders reich an:
Vitamin A
(Crème fraîche,
Karotten und Spinat)
Nährwerte/Portion:
276 kcal
Eiweiß: 11 g
Fett: 19 g
Kohlenhydrate: 16 g

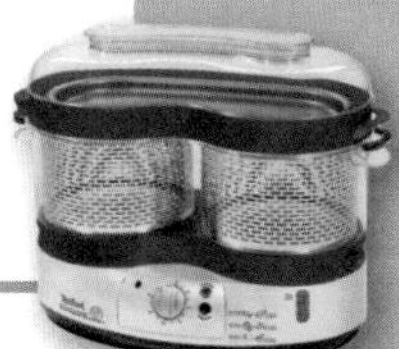

Gefüllte Paprikaschoten

Für 4 Portionen
Zubereitungszeit:
35 Minuten
Garzeit:
30–35 Minuten
+ 25 Minuten
Besonders reich an:
Vitamin E, Vitamin C,
Kalium, Eisen
Nährwerte/Portion:
100 kcal
Eiweiß: 6 g
Fett: 6 g
Kohlenhydrate: 6 g

Zutaten:
4 große Paprikaschoten · 125 g Schafskäse · 1 Zwiebel
1 Knoblauchzehe · 1 Tasse Reis · 1 Tomate · passierte Tomaten
Gemüsebrühe · Pfeffer · Petersilie

Den Deckel von den Paprika entfernen. Paprika waschen.

Den Reis im Dampfgarer im Reisbehälter 30–35 Minuten dämpfen.

In der Zwischenzeit Zwiebel und Knoblauch schälen und hacken. Tomaten und Schafskäse in kleine Stücke schneiden.

Reis, Tomate, Schafskäse, Zwiebel und Knoblauch in einer Schüssel vermengen. Mit Brühe, Pfeffer und Petersilie würzen.

Die Paprikaschoten füllen. 25 Minuten im Dampfgarer dämpfen.

Für die Soße passierte Tomaten in einen Topf geben und mit Brühe, Pfeffer und Kräutern würzen.

Die Paprikaschoten auf Tellern anrichten und etwas Soße dazugeben.

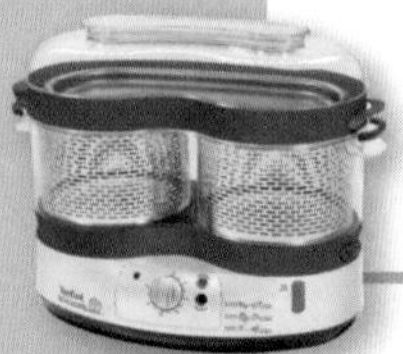

Naturreis

Zutaten:
3 Tassen Naturreis · 6–7 Tassen Wasser

Den Reis in den ungelochten Reisbehälter geben und das Wasser dazufüllen.

33–38 Minuten dämpfen (Naturreis benötigt ca. 5–8 Minuten länger). Überschüssiges Wasser einfach abgießen.

Für 4 Portionen

Zubereitungszeit:
5 Minuten

Garzeit:
33–38 Minuten

Besonders reich an:
Vitamin B_6,
Magnesium, Kalium

Nährwerte/Portion:
134 kcal
Eiweiß: 4 g
Fett: 0,7 g
Kohlenhydrate: 23 g

Kräuterkartoffeln

Zutaten:
800 g Kartoffeln · 2 Bund Thymian · 1 Bund Petersilie
50 g weiche Butter · Jodsalz · Pfeffer

Kartoffeln schälen und gut waschen.

Ein paar Zweige von den Kräutern zur Seite legen. Die anderen Zweige in den Dampfkörben des Dampfgarers verteilen und die Kartoffeln obenauf legen.

40–45 Minuten gar dämpfen.

In der Zwischenzeit die restlichen Kräuter fein hacken und in die Butter einarbeiten. Mit Salz und Pfeffer würzen.

Die fertigen Kartoffeln auf der Oberseite kreuzweise einschneiden und mit Kräuterbutter bestreichen.

Für 4 Portionen

Zubereitungszeit:
5 Minuten

Garzeit:
40–45 Minuten

Besonders reich an:
Vitamin B_6,
Vitamin C, Kalium

Nährwerte/Portion:
205 kcal
Eiweiß: 24 g
Fett: 10 g
Kohlenhydrate: 24 g

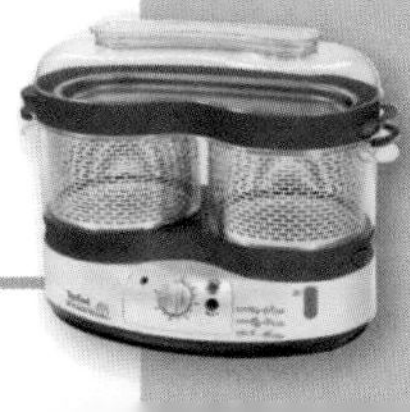

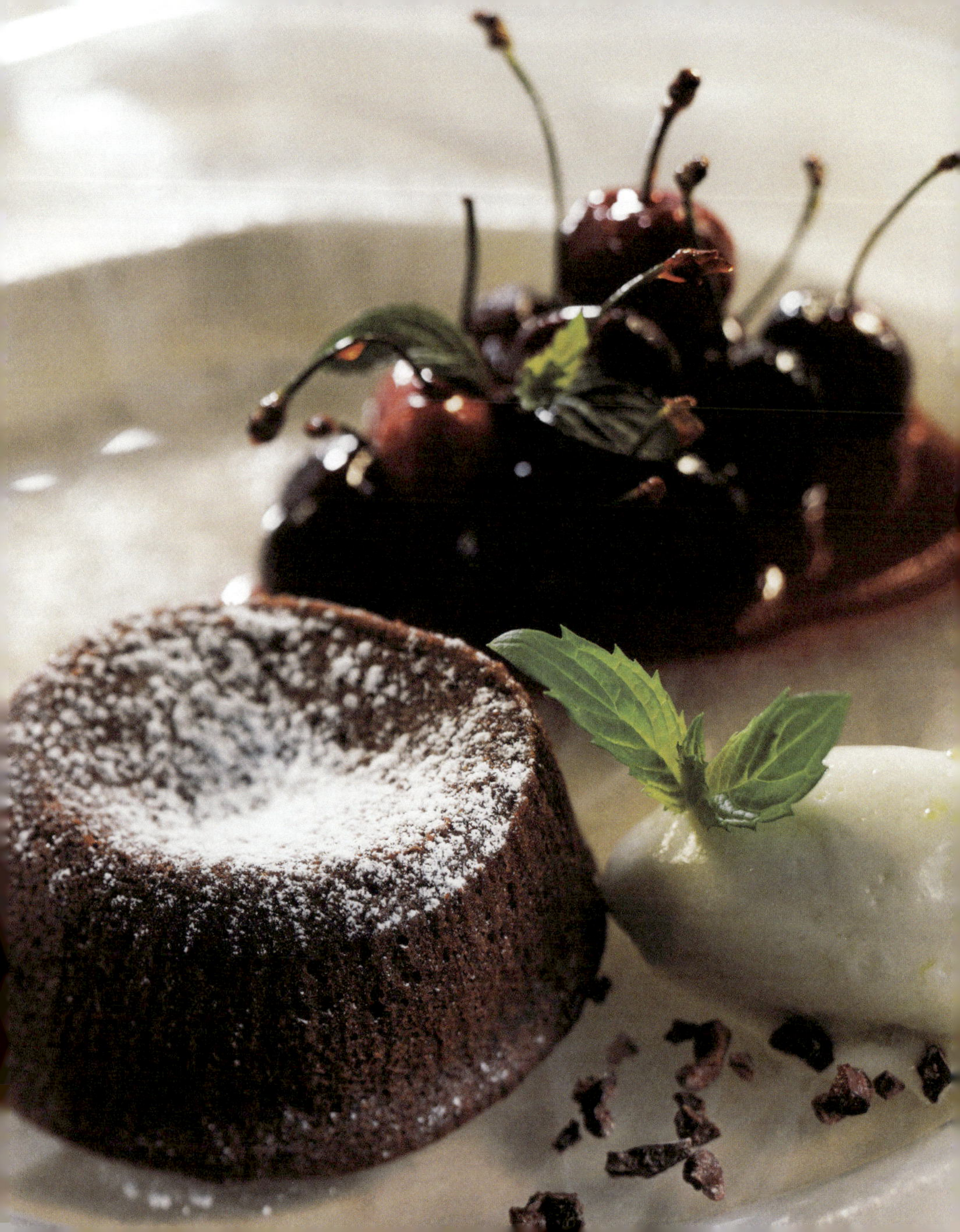

Warme Schokoladencreme

Zutaten:
100 g dunkle Schokolade · 50 g weiche Butter · 3 Eier
85 g Puderzucker (Staubzucker) · 35 g Mehl

Die Schokolade in Stücke brechen, in die Reisschale füllen und abdecken. 10 Minuten schmelzen lassen und die cremige Butter hinzufügen.

Die Eier trennen und das Eiweiß zu steifem Schnee schlagen. Eigelb, Zucker und Mehl mit der geschmolzenen Schokolade mischen, danach das Eiweiß zugeben. In Förmchen füllen.

Die Förmchen 30 Minuten in der größten Schale im Dampf garen. Danach stürzen und noch warm servieren.

Für 4 Portionen

Zubereitungszeit:
10 Minuten

Garzeit:
10 + 30 Minuten

Besonders reich an:
Magnesium (Schokolade), Vitamin A (Butter), Eiweiß (Eier)

Nährwerte/Portion:
379 kcal
Eiweiß: 7 g
Fett: 22 g
Kohlenhydrate: 67 g

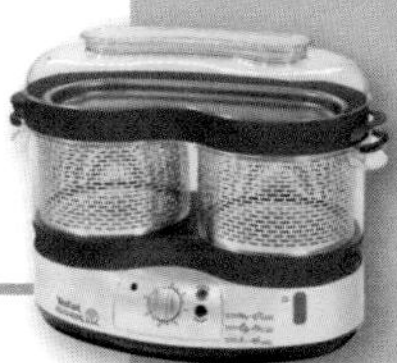

Bratapfel

Für 4 Portionen
Zubereitungszeit:
7 Minuten
Garzeit:
20–24 Minuten
Besonders reich an:
Vitamin C, Beta-Karotin, Magnesium, Kalium
Nährwerte/Portion:
161 kcal
Eiweiß: 1 g
Fett: 2 g
Kohlenhydrate: 64 g

Zutaten:
4 Äpfel · 4 Esslöffel Rosinen · 2 Esslöffel gehackte Mandeln und Haselnüsse · 2 Teelöffel Zucker · 2 Teelöffel Beerenmarmelade Zimt · 1 Esslöffel Butter

Mit einem Apfelausstecher das Kerngehäuse aus den Äpfeln entfernen.

Rosinen und Mandel-Nuss-Mischung mit Zucker, Marmelade, Zimt und Butter vermengen und in die Äpfel füllen.

Die Äpfel auf die Garplatte des Dampfgarers stellen oder legen (je nach Größe) und 20–24 Minuten dämpfen.

Milchreis mit Früchten

Für 4 Portionen
Zubereitungszeit:
10–15 Minuten
Garzeit:
30–35 Minuten
Besonders reich an:
Vitamin C, Vitamin B_2, Kalium, Kalzium
Nährwerte/Portion:
198 kcal
Eiweiß: 4 g
Fett: 2 g
Kohlenhydrate: 40 g

Zutaten:
4 Tassen Milchreis · 10 Tassen Milch · 3 Esslöffel Zucker 1 Apfel oder 1 Banane · 1 Orange · 1 Kiwi · 500 g Pflaumen, halbiert und entsteint · 1–2 Esslöffel Zimtzucker

Alle Zutaten bis auf das Obst in den Reisbehälter des Dampfgarers geben und 30–35 Minuten dämpfen. (Pflaumen auf die Garplatte des Dampfgarers legen).

In der Zwischenzeit das Obst in kleine Stücke schneiden.

Über dem fertigen Milchreis verteilen.

Birnen mit Schokoladensoße

Zutaten:
4 reife, süße Birnen · 1/2 Zitrone · 125 g dunkle Schokolade
10 cl Sahne (fettarm) · 2 Sternanis · 2 Vanillestangen

Die Birnen schälen, mit Zitrone einreiben und in einen Dampfkorb legen. 20 Minuten lang mit dem Sternanis und den Vanillestangen im Dampf garen.

Die Schokolade in Stücke brechen und in die Reisschale legen. Die Sahne hinzufügen. Mit Frischhaltefolie abdecken und die letzten 10 Minuten vor Kochzeitende der Birnen mitkochen.

Die Birnen auf Tellern anrichten und mit heißer Schokolade begießen. Mit Sternanis und Teilen der Vanillestangen dekoriert servieren.

Für 4 Portionen

Zubereitungszeit:
15 Minuten

Garzeit:
20 Minuten

Besonders reich an:
Magnesium (Schokolade), Ballaststoffe (Birnen), Vitamin A

Nährwerte/Portion:
298 kcal
Eiweiß: 3 g
Fett: 15 g
Kohlenhydrate: 37 g

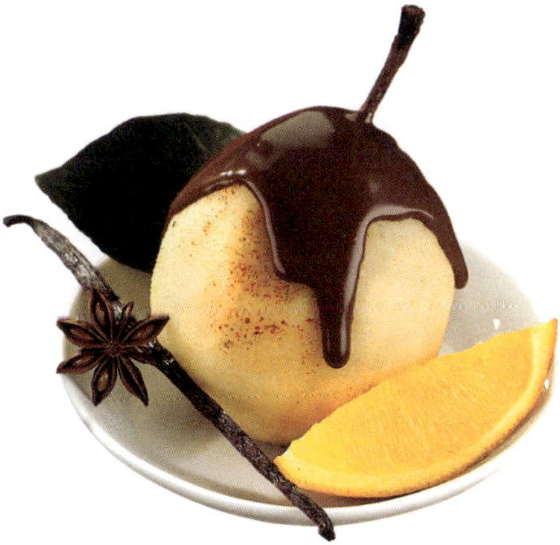

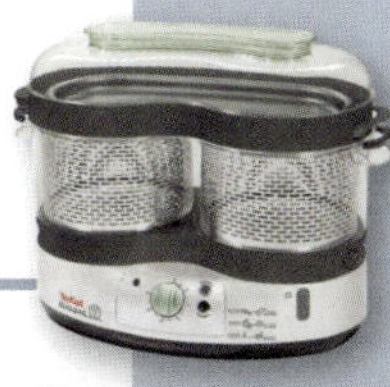

Ein kleiner Ofen, der einfach alles kann: braten, backen und dampfgaren

Manche geben sich mit dem Dampfgaren allein nicht zufrieden. Sie wollen mit einem Gerät zusätzlich auch braten und backen. Diese Küchen-Philosophie kommt aus Frankreich und nennt sich VitaDelice. Das ist im Grunde genommen ein transportabler Ofen

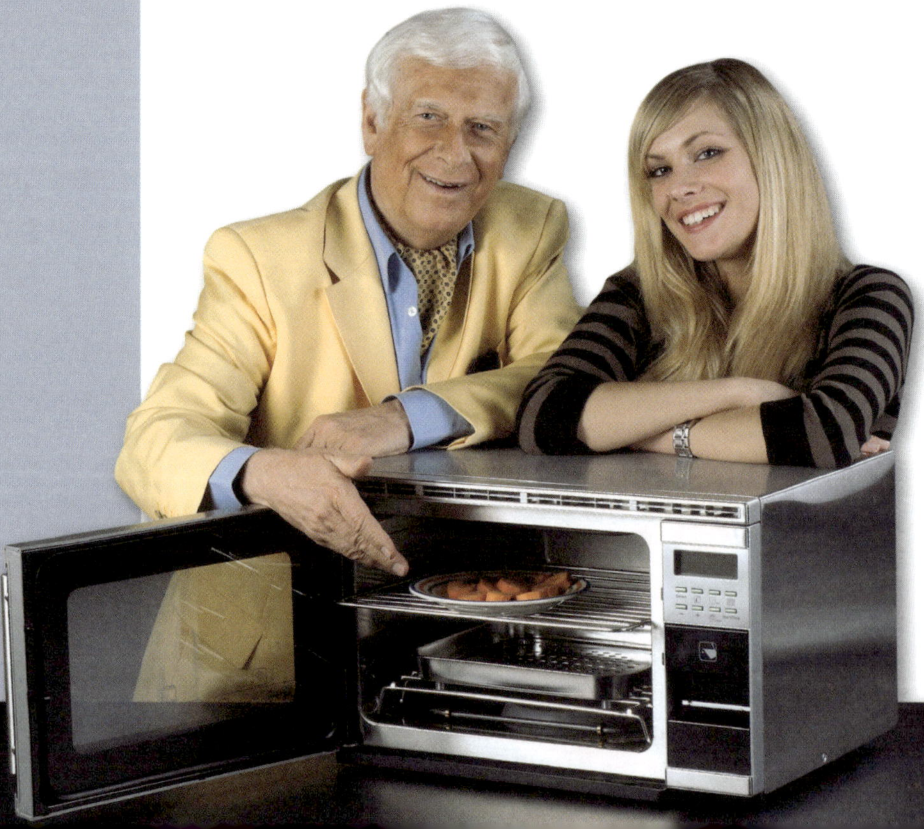

– praktisch für Küche, Garten und Wochenendhaus. Damit kann man einfach alles machen: Vom Auftauen von Tiefkühlgut über Dampfgaren, normales Garen und Backen. Es gibt sogar die Möglichkeit, Dampfgaren und normales Garen zu kombinieren. Es ist sinnvoll, Gemüse, Reis und Fisch im Dampf zu garen, alle Fleischsorten oder auch Rührkuchen in der Kombigarmethode – Garen und Dampfgaren – zuzubereiten. Und die Pizza wird selbstverständlich mit Ober-Unter-Hitze gebacken.

Mit dem VitaDelice-Verfahren werden alle Lebensmittel – wie bei der VitaCuisine-Zubereitung – schonend gegart, behalten nahezu alle ihre Vitalstoffe und können in kurzer Zeit zu einer gesundheitsfördernden Nahrung werden.

Sowohl der Dampfgarer als dieser Ofen mit Dampfgar-Funktion erbringen den wichtigen Beweis, dass gesunde Nahrung keine „Krankenhauskost“ und kein „langweiliges Essen“ sein muss. Der Verzicht auf Genuss wäre nämlich ganz fatal. Mit der VitaCuisine und der VitaDelice-Philosophie hat man ein wertvolles „Grundwerkzeug“ für den Einstieg in eine neue, gesunde und köstliche Ernährung. Da gibt es keinen Fisch mehr, der im Öl schwimmt, kein Gemüse, das alle Vitalstoffe im Kochwasser zurücklässt, keine verkohlten und verbrannten Fleischstücke. Das Eigenaroma der wertvollen Lebensmittel wird nicht mehr zerstört. Es gibt vollkommen neue Geschmackserlebnisse.

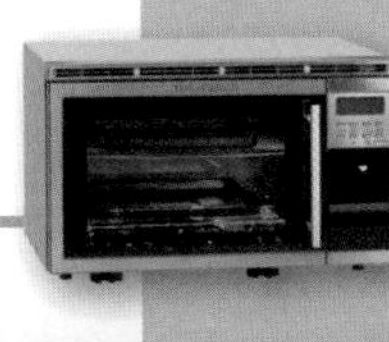

Endlich gesunde Pommes frites

Wenn Sie zu jenen Menschen gehören, die großen Wert auf gesunde Ernährung legen, dann sind vermutlich Pommes frites schon seit Langem tabu. Allein Beim Wort „Pommes“ sieht man riesige Mengen von heißem Fett vor sich, in dem die Kartoffelstücke erhitzt werden und aus dem sie dann vollgesaugt herausgenommen und gegessen werden. Das sind nicht nur Kalorienbomben. Wir haben mit solchen Pommes bisher gefährliche Killerfette konsumiert.

Es gibt gute Fette und schlechte Fette. Und es gibt sehr, sehr gefährliche Fette: die so genannten Transfette. Sie sind in vielen Lebensmitteln enthalten und fördern die Entstehung von Herz-Kreislaufkrankheiten, weil sie ganz enorm den Cholesterinspiegel des Menschen erhöhen. Diese Transfette entstehen beim Frittieren bei hohen Temperaturen – auch wenn es sich um gesunde Pflanzenöle handelt.

Pommes frites waren bisher die größte Transfett-Bombe. In einer dänischen Studie wurde nachgewiesen: Eine Portion Pommes in der Tüte hat bereits 17 Gramm Transfette.

Und bloß 5 Gramm Transfette täglich erhöhen das Herzinfarktrisiko um bis zu 25 Prozent.

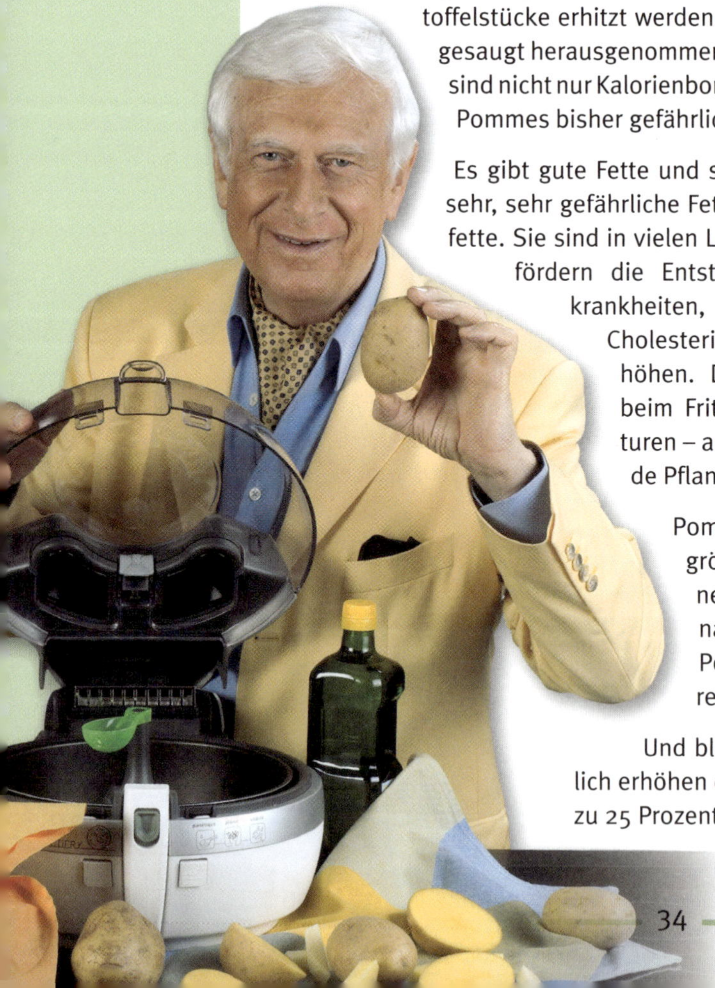

Kein Wunder, wenn gesundheitsbewusste Eltern ihren Kindern keine Pommes mehr erlaubten. Dann kamen die Backofen-Pommes aus der Tiefkühltruhe. Auf den ersten Blick viel gesünder, was aber wenige wissen oder zumindest nicht bedenken: Tiefkühl-Pommes für den Backofen werden vor dem Schockfrieren in einem erhitzen Ölbad vorgekocht. Dann gibt es noch Sticks aus Kartoffelbrei, die wie Pommes geformt aus einer Maschine kommen. Sie werden vorrangig für die Mikrowelle produziert.

Schauen wir uns doch einmal an, mit wie viel Fett uns die einzelnen Pommes-Varianten belasten:

- 100 Gramm Tiefkühl-Pommes am Schnellimbiss liefern fast 16 Gramm Fett.
- 100 Gramm Tiefkühl-Pommes, die in einer elektrischen Fritteuse im Öl zubereitet werden, liefern 14,4 Gramm Fett.
- 100 Gramm Sticks aus Kartoffelbrei aus der Mikrowelle, die ja auch mit Fett aufbereitet werden, liefern 11,3 Gramm Fett.
- 100 Gramm Backofen-Pommes liefern 9,8 Gramm Fett.
- 100 Gramm Pommes aus frischen, rohen Kartoffeln in einer Fritteuse liefern uns 8,1 Gramm Fett.

Und jetzt, bitte aufgepasst: Ich biete Ihnen 100 Gramm frische Pommes aus rohen Bio-Kartoffeln mit nur 3 Gramm Fett. Das klingt unglaublich. Aber es ist so. Man kann mit gutem Gewissen sagen: Es gibt jetzt gesunde Pommes, die unseren Fettstoffhaushalt nicht belasten, die man nicht mehr als Kalorien- und Killerfett-Bomben bezeichnen muss. Das ist ein Verdienst der französischen Tefal-Forschung. Das Zauberwort in diesem Zusammenhang heißt „ActiFry“. Es handelt sich dabei

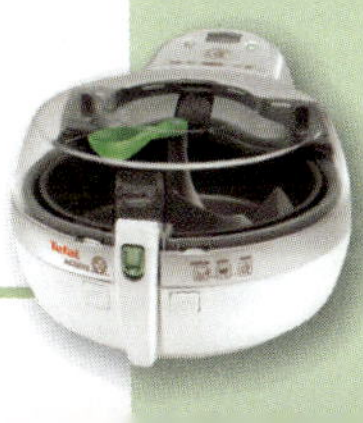

um ein spezielles Gerät für die Küche. Pommes, aus 1 Kilo frischen rohen Kartoffeln, die man selbst schneidet, sind nur mehr mit 3 % Fett belastet, weil man für dieses Kilo Kartoffeln bloß 1 Messlöffel Pflanzenöl benötigt. Das entspricht etwa der Menge von 1 bis 1 1/2 Esslöffeln.

Wo ist nun der Trick? Das ist das Geheimnis der ActiFry-Methode: Im Mittelpunkt steht ein rundes Gerät, das mit einem transparenten Deckel verschlossen wird. Es ist innen antihaftbeschichtet. Man muss jetzt nichts anderes tun, als frische, rohe Kartoffeln (fest kochend) schälen, waschen und in schmale Pommes-Streifen schneiden. Man kann aber auch Kartoffeln vierteln oder beispielsweise Bratkartoffeln zubereiten. Und nun kommt die entscheidende Handlung, die uns zu gesunden Pommes verhilft: Man nimmt einen Messlöffel hochwertiges Pflanzenöl und verteilt diese kleine Menge auf die Kartoffelstücke oder rohen Pommes-Stifte. Jetzt schließt man das Gerät, stellt es je nach Füllmenge auf 25–45 Minuten ein und muss nur mehr warten, bis das Läuten signalisiert: „Die gesunden, knusprigen Pommes sind fertig." Es ist jedes Mal ein Erlebnis, wenn man diese köstliche Kartoffelzubereitung genießt und sich bewusst wird: Da sind nur 1,4 cl Pflanzenöl zum Frittieren verwendet worden. Daher ist die Bezeichnung „frittieren" eigentlich völlig fehl am Platz.

Und wieso ist das möglich, dass 1 Kilo Kartoffeln mit so wenig Öl auch knusprig werden und den Original-Pommes-Geschmack mitbringen? Die Rührvorrichtung, die sich im Garbehälter befindet, dreht sich während der ganzen Garzeit. Dadurch werden die Kartoffeln mit dem wenigen Öl gleichmäßig benetzt. Ein pulsierender Heißluftstrom sorgt für das Garen und die knusprig goldgelbe Kruste. Und das genügt. Sie müssen nicht in riesigen Mengen von heißem Öl getränkt werden.

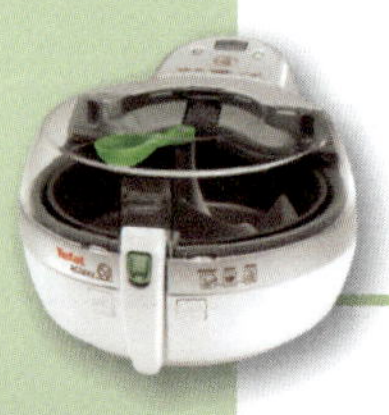

Diese Pommes, die nur 3 Prozent Fett enthalten, kann man unbedenklich genießen. Durch die schonende Zubereitung wird das wenige Öl keiner extremen Hitze ausgesetzt. Apropos Öl. Ideal ist Rapsöl, weil es einen sehr neutralen Geschmack hat und daher das Kartoffelaroma unterstreicht.

Und das sind die wichtigsten Vitalstoffe, die uns die gesunden Pommes liefern:

- Kartoffeln liefern reichlich vom Mineralstoff Kalium, wichtig für die Muskeln, ganz besonders für den Herzmuskel.
- Kartoffeln versorgen uns mit dem Mineralstoff Magnesium, der die Nerven beruhigt, Stress abbaut und Herz- und Kreislauf stärkt. Mit 300 Gramm Kartoffeln deckt ein Erwachsener 20 Prozent seines täglichen Magnesium-Bedarfes.
- Aus Kartoffeln holen wir uns auch wertvolles Eisen für die Blutbildung und Vitalität. Und das in der Kartoffel reichlich vorhandene Vitamin C hilft mit, das Eisen besser aufzunehmen und zu verwerten. Die Kartoffel ist speziell in der kalten Jahreszeit ein besonders interessanter Vitamin-C-Lieferant.
- Interessant sind auch die B-Vitamine der Kartoffel: B_1, B_3 und B_6 sind gut für die Nerven und gegen den Stress, aber auch für gute Laune. Die Vitamine B_1 und B_3 sind sehr empfindlich und gehen beim langen Kochen und heißem Frittieren in viel Öl schnell kaputt. In den gesunden Pommes sind sie fast zur Gänze erhalten.
- Kartoffeln enthalten nur 1 bis 2 Prozent pflanzliches Protein. Obwohl diese Protein-Zufuhr sehr gering ist, so ist sie doch enorm wertvoll. Denn es sind die wichtigsten Aminosäuren darin enthalten, die für unsere Gesundheit so wichtig sind.

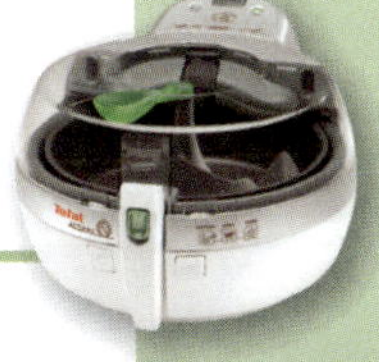

Sollten Sie aus Zeitgründen doch einmal in die Lage kommen, dass Sie tiefgekühlte Pommes in das Gerät geben, so sollten Sie nicht vergessen, dass diese bereits mit Fett vorgebacken sind. Daher müssen Sie kein Öl mehr dazugeben.

Ein Tipp für den Küchenalltag: Wenn die gesunden Pommes besonders schmackhaft und knusprig werden und nicht aneinander kleben sollen, dann ist es am besten, dass man die ganzen und dann die zu Pommes geschnittenen Kartoffeln mit reichlich Wasser wäscht, bis das Wasser ganz klar ist. Damit wäscht man einen Großteil der Stärke aus. Bevor Sie die Pommes in das ActiFry-Gerät legen, sollten Sie sie mit einem saugfähigen Küchenpapier sorgfältig trocknen. Die rohen Pommes sollten für ein optimales Ergebnis nicht zu feucht sein.

Das ActiFry-Verfahren beschränkt sich nicht nur auf gesunde, fettarme Pommes. Man kann in dem Gerät auch andere Köstlichkeiten nach demselben Prinzip zubereiten. Zum Beispiel: kleine, zarte Hähnchenschenkel, Hähnchenflügel, klein geschnittene Lammkoteletts, Schweine-Rippchen, Hackfleischbällchen, Tintenfisch-Ringe, Shrimps, Gambas. Ein kleiner Tipp für die Zubereitung all dieser Fleisch-, Fisch- und Meerestier-Sorten sowie kleiner, ganzer Kartoffeln: Legen Sie ein paar Zweige Rosmarin dazu. Das gibt der Mahlzeit ein herrliches Aroma. Sie sollten aber auch einmal versuchen, das Gerät für ganz einfache, fruchtige und gesunde Desserts zu nützen. Ihre Gäste werden staunen und begeistert sein: Lassen Sie mit ganz wenig Öl Bananenstücke, Kirschen, Erdbeeren, Apfelstücke, Birnenstücke und Ananasstücke ihre Runden drehen.

Auch für das ActiFry-Verfahren gilt ähnlich wie für das Dampfgaren: Man kann in kürzester Zeit eine gesunde, köstliche Mahlzeit direkt am Tisch zubereiten und sofort auf den Teller servieren.

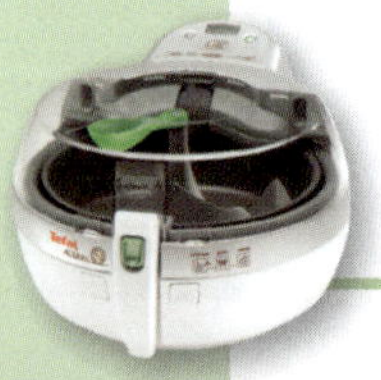

Die Echten

Zutaten:
1 kg Kartoffeln · 1 Messlöffel Öl · Salz

Die Kartoffeln schälen, nach Vorliebe in gleich große Stäbchen schneiden, nochmals gründlich waschen und anschließend abtrocknen.

Pommes frites in die ActiFry geben, Öl gleichmäßig darüber verteilen und salzen. Nach 40–45 Minuten sind die „Echten" Pommes frites fertig.

Für 4 Portionen
Zubereitungszeit:
25 Minuten
Garzeit:
40–45 Minuten
Nährwerte/Portion:
332 kcal
Eiweiß: 9 g
Fett: 3 g
Kohlenhydrate: 68 g

Pommes mit Erdnuss-Speck-Geschmack

Zutaten:
1 kg Kartoffeln · 1 Messlöffel Erdnussöl
80 g gesalzene Erdnüsse · 80 g Bacon Chips

Die Kartoffeln schälen, in gleich große Stäbchen schneiden, nochmals gründlich waschen und abtrocknen. Danach in die ActiFry geben und gleichmäßig mit Erdnussöl übergießen. 35 Minuten backen. In einem Mixer die Bacon Chips und das feine Salz und die Erdnüsse zu Pulver zerkleinern.

Am Ende der 35-minütigen Garzeit die ActiFry öffnen und das zubereitete Pulver über die Pommes frites geben. Nach weiteren 5 Minuten ist der Snack fertig.

Für 4 Portionen
Zubereitungszeit:
25 Minuten
Garzeit:
40 Minuten
Nährwerte/Portion:
507 kcal
Eiweiß: 17 g
Fett: 18 g
Kohlenhydrate: 71 g

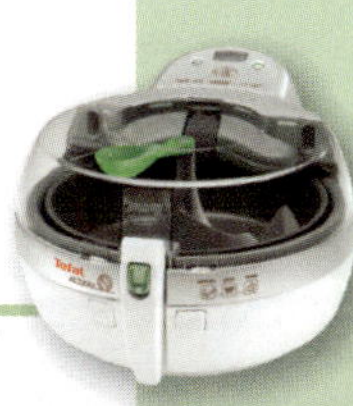

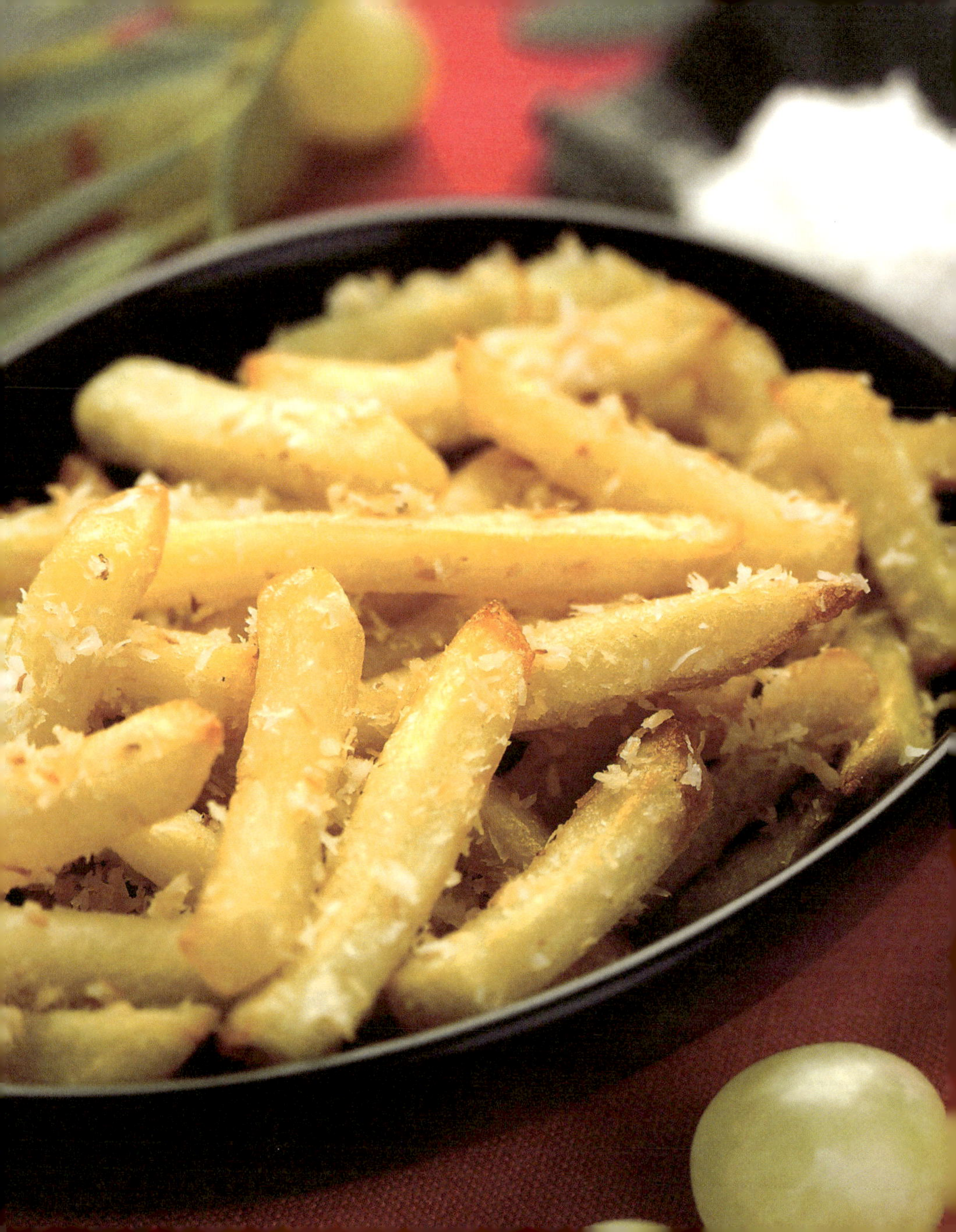

Pommes mit Kokos-Geschmack

Zutaten:
1 kg Kartoffeln · 1 Messlöffel Olivenöl
1 Messlöffel Sonnenblumenöl · 2 Messlöffel Kokosraspel

Kartoffeln schälen und zu Pommes frites schneiden (1 cm Dicke). Gründlich waschen und anschließend abtrocknen.

Pommes in die ActiFry geben und die Kokos-Öl-Mischung über den Pommes verteilen. 40–45 Minuten garen.

Für 4 Portionen

Zubereitungszeit:
15 Minuten

Garzeit:
40–45 Minuten

Nährwerte/Portion:
387 kcal
Eiweiß: 9 g
Fett: 12 g
Kohlenhydrate: 68 g

Rosmarin-Kartoffeln

Zutaten:
1 kg kleine Kartoffen, geschält und geviertelt · 3 Esslöffel Olivenöl
1 Messlöffel Öl · 2 Messlöffel Mehl · Rosmarinzweige, frisch

Kartoffeln mit dem Olivenöl und Mehl mischen.

Kartoffeln in die ActiFry geben und 1 Messlöffel Öl darüber verteilen.

Rosmarinzweige dazugeben und 45 Minuten garen.

Für 4–6 Portionen

Zubereitungszeit:
15 Minuten

Garzeit:
45 Minuten

Nährwerte/Portion:
404 kcal
Eiweiß: 10 g
Fett: 9 g
Kohlenhydrate: 73 g

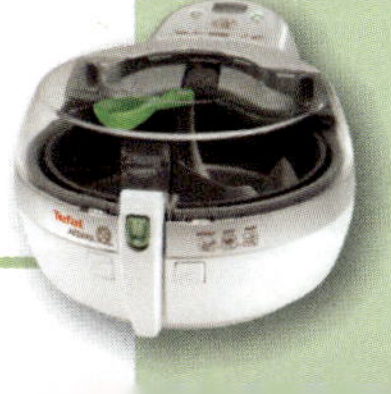

Linseneintopf

Für 4 Portionen

Zubereitungszeit:
15 Minuten + 12 Stunden Einweichzeit

Garzeit:
35 Minuten

Besonders reich an:
Vitamin E, Vitamin C, Folsäure, Kalzium, Magnesium, Eisen, Zink

Nährwerte/Portion:
384 kcal
Eiweiß: 26 g
Fett: 12 g
Kohlenhydrate: 42 g

Zutaten:
1 Zwiebel · 250 g Linsen · 1 Messlöffel Öl · 150 g magerer Speck
0,75 l Gemüsebrühe · 1 Bund Suppengemüse
4–6 Esslöffel Balsamico-Essig · 2 Esslöffel Mehl · 1 Esslöffel Crème fraîche

Linsen 12 Stunden in kaltem Wasser einweichen. Durch ein Sieb abgießen.

Zwiebel schälen und klein schneiden. Mit Öl und klein geschnittenem Speck 3 Minuten garen.

Linsen zugeben und Gemüsebrühe dazugießen, 15 Minuten garen. Suppengemüse putzen, klein schneiden und zu den Linsen geben. Nochmals 15 Minuten garen.

Nach 10 Minuten Essig und Mehl hinzufügen. Mit Salz, Essig und Crème fraîche abschmecken und nochmals 2 Minuten garen.

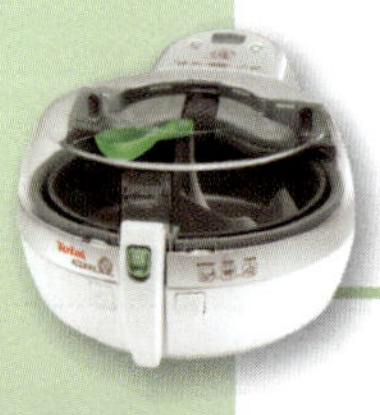

Mandelfisch mit Brokkoli

Zutaten:
600 g Fischfilet, in Stücke geschnitten · 2 Esslöffel Zitronensaft
Salz, Pfeffer · 3 Esslöffel Mehl · 2 Eier · 100 g gehobelte Mandeln
2 Messlöffel Öl · 600 g Brokkoli

Für 4 Portionen

Zubereitungszeit:
20 Minuten

Garzeit:
15–20 Minuten

Besonders reich an:
Kalzium, Magnesium, Jod

Nährwerte/Portion:
497 kcal
Eiweiß: 48 g
Fett: 27 g
Kohlenhydrate: 15 g

Fischfilets kalt abspülen, trocken tupfen und in kleine Stücke schneiden. Mit Zitronensaft beträufeln, salzen und pfeffern und 10 Minuten ziehen lassen.

Fischfiletstücke im Mehl wenden, durch die verquirlten Eier ziehen und schließlich mit Mandeln panieren.

Brokkoli putzen, in kleine Röschen teilen. In kochendem Salzwasser 3–5 Minuten garen, abschrecken, gut abtropfen lassen.

Öl in die ActiFry geben. Fisch, Brokkoli und restliche Mandeln hinzufügen. 15–20 Minuten garen, bis die Fischfiletstücke goldbraun sind. Mit Salz und Pfeffer abschmecken. Dazu passen Kartoffelsalat oder Pellkartoffeln.

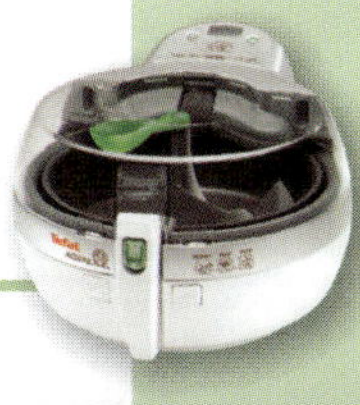

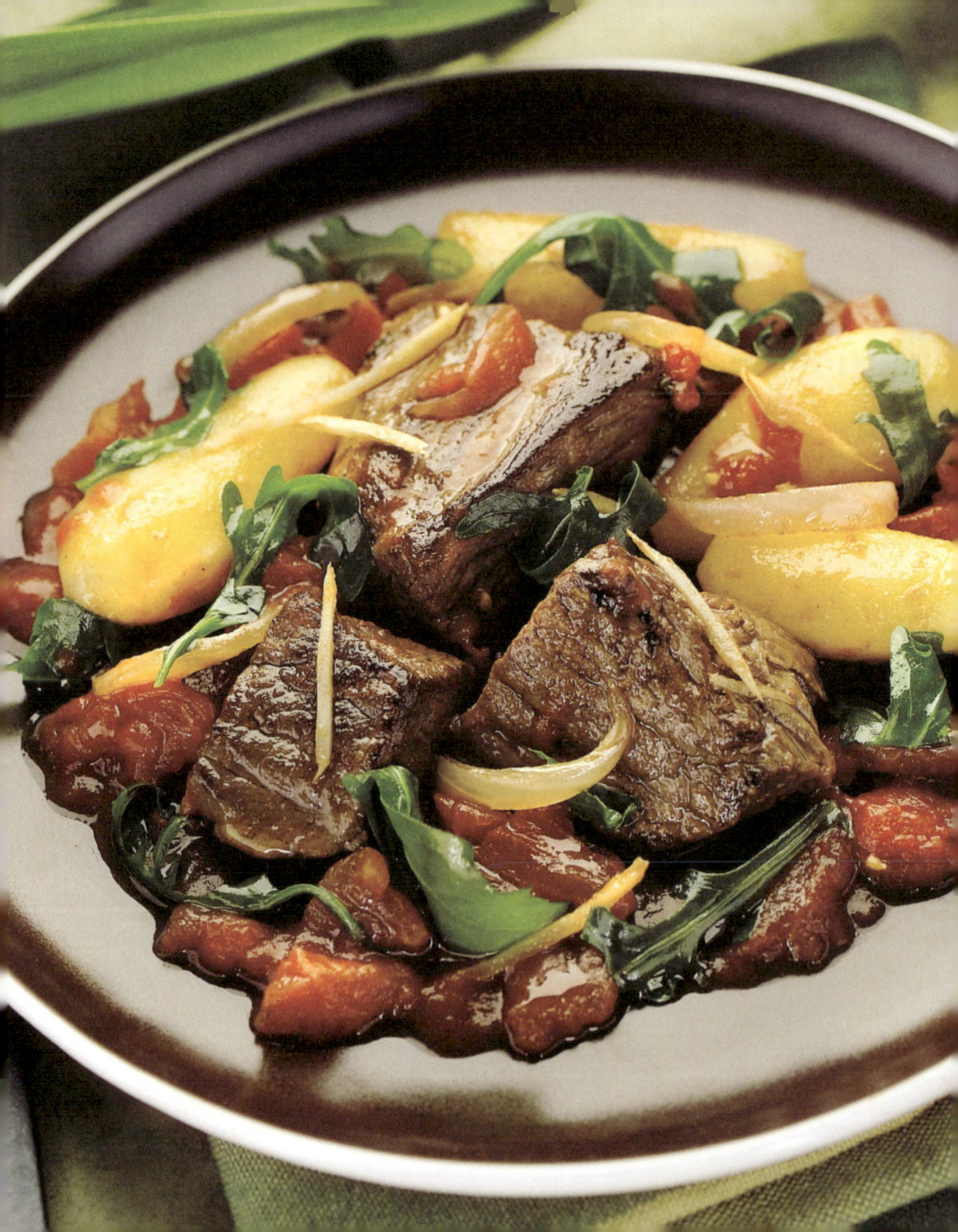

Rindfleisch madagassisch

Zutaten:
800 g Rindfleisch, in kleine Stücke geschnitten · 1 Schälchen Rucola-Salat
800 g Kartoffeln · 1 klein geschnittene Zwiebel · 6 Knoblauchzehen
1 frischer Ingwer · 3 Messlöffel Olivenöl · 6 Tomaten · Salz

Für 4 Portionen

Zubereitungszeit:
10 Minuten

Garzeit:
45 Minuten

Besonders reich an:
Eiweiß, Eisen

Nährwerte/Portion:
518 kcal
Eiweiß: 63 g
Fett: 10 g
Kohlenhydrate: 43 g

Fleisch in der ActiFry mit Zwiebeln, den Knoblauchzehen, Salz, klein geschnittenen Tomaten und kleingehacktem Ingwer 5 Minuten lang in Öl anbraten. ActiFry öffnen, 1/2 l Wasser dazugeben und weitere 15 Minuten garen.

Mit 3 Gläsern Wasser verdünnen und die geschälten Kartoffeln zugeben. 20 Minuten garen. Falls nötig Wasser nachfüllen.

Gewaschenen, trockenen Rucola-Salat zufügen, abschmecken und weitere 5 Minuten garen.

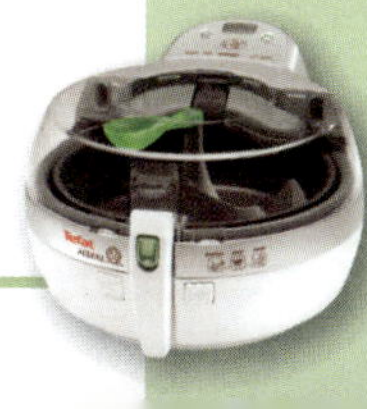

Panierte Putenbruststücke

Für 4 Portionen

Zubereitungszeit:
10 Minuten

Garzeit:
15–20 Minuten

Besonders reich an:
Vitamin E,
Vitamin B_{12},
Eisen, Zink

Nährwerte/Portion:
497 kcal
Eiweiß: 36 g
Fett: 28 g
Kohlenhydrate: 26 g

Zutaten:
600 g Putenbrustfilet · Salz · Pfeffer · 2 Eier · 2 Esslöffel Mehl
10 Esslöffel Semmelbrösel · 1 Messlöffel Öl

750 g Putenbrustfilet kalt abspülen, trocken tupfen und in kleine Stücke schneiden.

Salzen und pfeffern.

Mehl und Semmelbrösel jeweils auf einen flachen Teller geben. Eier in einem tiefen Teller aufschlagen und verrühren.

Filetstücke zuerst in Mehl, dann in Ei und zuletzt in den Semmelbröseln wenden.

Öl in die ActiFry geben und Filetstücke je nach Dicke und Größe 15–20 Minuten garen.

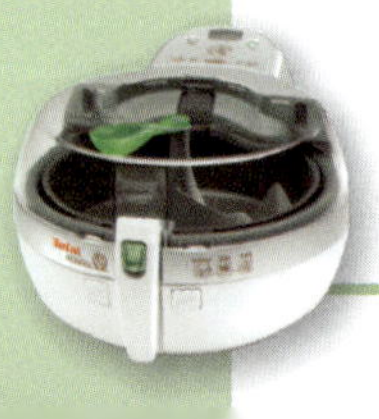

Schweinefilet süß-sauer

Zutaten:
600 g Schweinefilet, in Stücke geschnitten
3 klein geschnittene Zwiebeln · 2 Knoblauchzehen, gepresst
Saft von 3 Zitronen · 80 g Rosinen · 50 g getrocknete Aprikosen
3 Messlöffel Balsamico-Essig · 1 Messlöffel Ingwerpulver
5 Messlöffel Puderzucker · 2 Messlöffel Olivenöl · Salz, Pfeffer

Essig, Zitronensaft, Ingwer und Zucker in einer Schüssel vermischen. Knoblauchzehen zufügen, salzen und pfeffern. Fleisch für eine Stunde in der Marinade einlegen.

Während dieser Zeit die Rosinen im Wasser aufquellen lassen und die Aprikosen in Streifen schneiden.

Zwiebeln und Olivenöl in die ActiFry geben und 15 Minuten garen, bis die Zwiebeln braun sind. Fleisch mit der Marinade, den Rosinen und den Aprikosen zugeben und 8 Minuten garen lassen.

Für 4 Portionen

Zubereitungszeit:
15 Minuten
+ 1 Stunde einlegen

Garzeit:
23 Minuten

Besonders reich an:
Vitamine der B-Gruppe, Vitamin C

Nährwerte/Portion:
515 kcal
Eiweiß: 39 g
Fett: 14 g

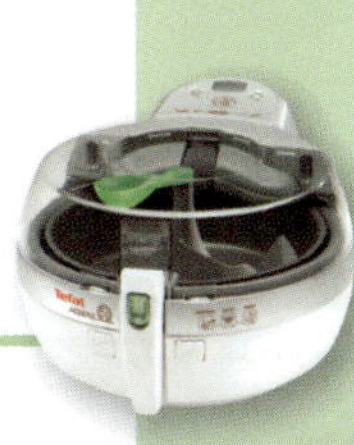

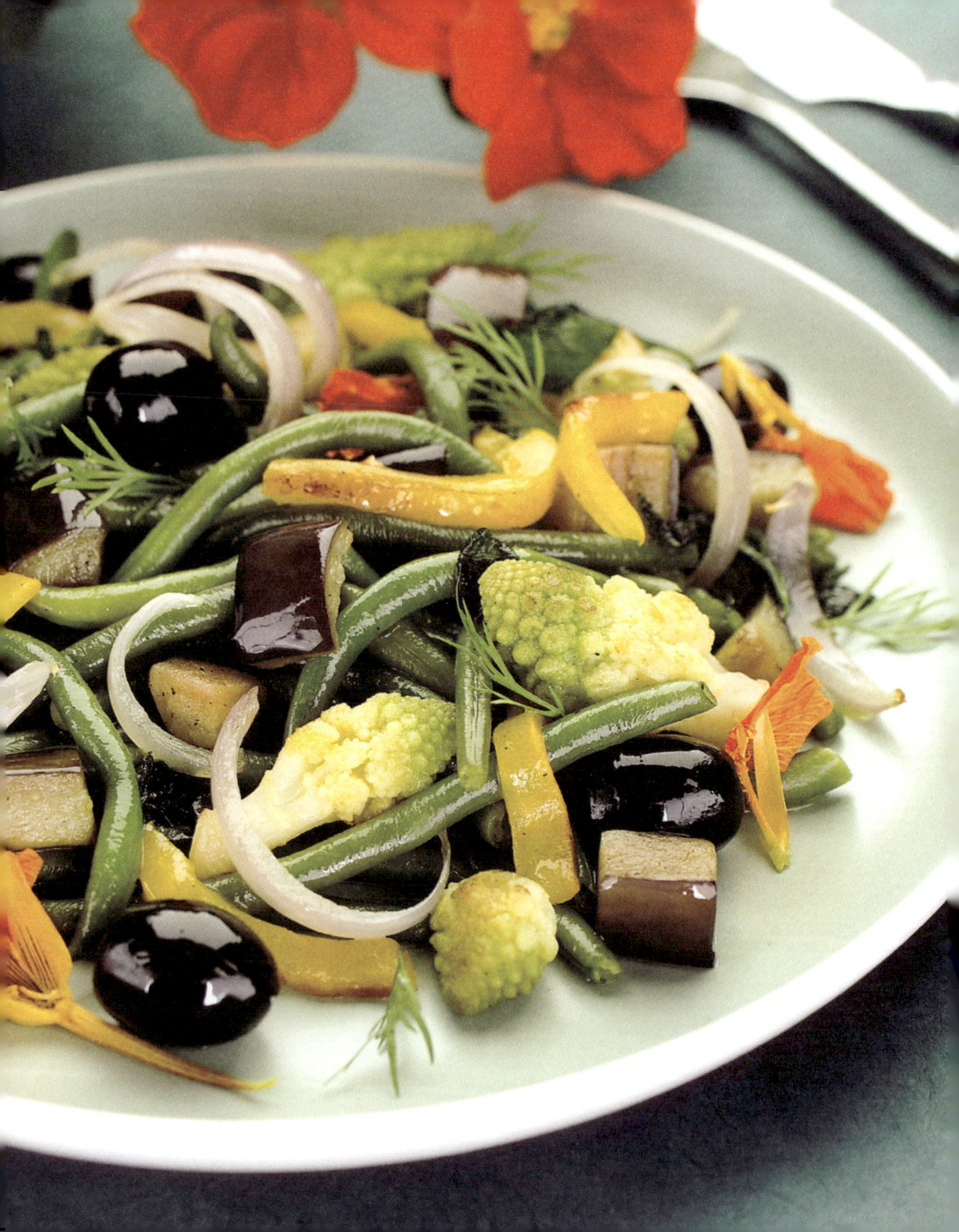

Gemüsepfanne

Zutaten:
500 g Gemüse der Saison (Brokkoli, Zucchini, Bohnen etc.) · 1 Zwiebel
1 Messlöffel Sojaöl · 250 ml Gemüsebrühe · 1 Esslöffel Sojasoße
Kräuter, frisch

Gemüse putzen und klein schneiden.

Zwiebel schälen und ebenfalls klein schneiden.

Zwiebel mit Öl in der ActiFry 3 Minuten garen.

Gemüse zugeben, mit Gemüsebrühe und Sojasoße auffüllen und ca. 20 Minuten garen.

Frische Kräuter klein schneiden und vor dem Servieren darüberstreuen.

Für 4 Portionen

Zubereitungszeit:
15–20 Minuten

Garzeit:
20–25 Minuten

Besonders reich an:
Beta-Karotin,
Vitamin E, Folsäure,
Kalium, Kalzium, Eisen

Nährwerte/Portion:
74 kcal
Eiweiß: 4 g
Fett: 4 g
Kohlenhydrate: 5 g

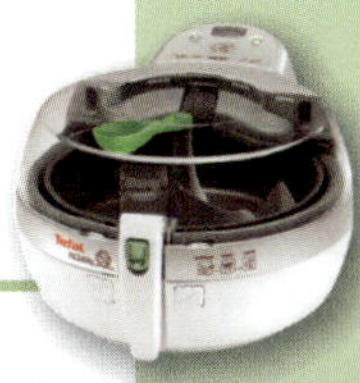

Apfel-Haselnuss-Kartoffel-Medley

Für 4 Portionen

Zubereitungszeit:
20 Minuten

Garzeit:
25 Minuten

Besonders reich an:
Vitamin C

Nährwerte/Portion:
192 kcal
Eiweiß: 3 g
Fett: 10 g
Kohlenhydrate: 24 g

Zutaten:
300 g Kartoffeln · 2 Golden-Delicious-Äpfel
3–4 Messlöffel Toffee-Soße (Karamellsoße)
40 g Haselnüsse · 20 g Popcorn

Kartoffeln schälen und in 1 cm breite Würfel schneiden. Kartoffel-Würfel gründlich waschen, abtropfen lassen und mit einem sauberen Tuch abtrocknen. Geschälte und entkernte Äpfel in 1 cm dicke Würfel schneiden.

Kartoffel- und Apfelwürfel in die ActiFry geben. 2 Messlöffel Toffee-Soße darübergießen. 20 Minuten garen.

Haselnüsse und Popcorn in die ActiFry geben, darüber 1–2 Messlöffel Toffee-Soße. Weitere 5 Minuten garen. Warm mit einer Kugel Vanilleeis servieren.

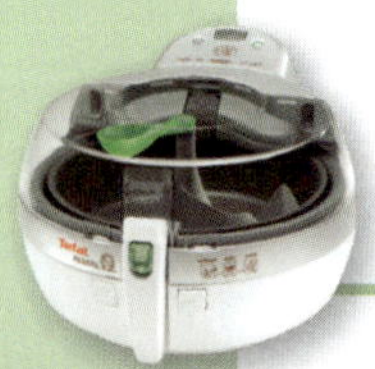

Apfelstücke mit Zimtzucker

Zutaten:
4 Golden-Delicious-Äpfel · 2 Messlöffel Sonnenblumenöl
85 g getrocknete verzehrfertige, klein geschnittene Aprikosen (Marillen)
1–2 Zucker · 1/2 Teelöffel Zimtpulver

Äpfel schälen, in Viertel schneiden und Kerngehäuse entfernen. Geviertelte Äpfel nochmals in der Hälfte durchschneiden.

Apfelstücke in einer Schüssel mit Öl vermischen, so dass alle Apfelstücke mit Öl bedeckt sind. Apfelstücke für 12–15 Minuten in die ActiFry geben. Aprikosen zufügen und weitere 3 Minuten garen, bis die Äpfel weich sind.

Währenddessen Zucker mit Zimt vermischen und auf die gegarten, noch heißen Äpfel streuen. Mit Vanilleeis, Sahne oder Naturjoghurt servieren.

4–6 Portionen
Zubereitungszeit:
15 Minuten
Garzeit:
15–18 Minuten
Besonders reich an:
Vitamin C
Nährwerte/Portion:
83 kcal
Eiweiß: 0,8 g
Fett: 2 g
Kohlenhydrate: 15 g

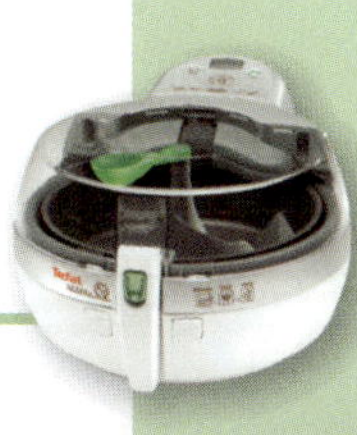

Marmelade und Konfitüre: Selbermachen macht Spaß

Bei unseren Großmüttern und Urgroßmüttern war das selbstverständlich: Egel, ob man einen Garten mit eigenem Obst hatte oder ob man die Früchte kaufen musste: Marmelade oder Konfitüre hat man selbst zubereitet, in Gläser gefüllt und dann feinsäuberlich beschriftet. „Hausgemacht" – das ist für Marmelade, Konfitüre und Fruchtgelee ein besonderes Marken- und Gütezeichen. Es gibt heute im Supermarkt Marmeladen und Konfitüren von hervorragender Qualität. Doch die vollmundige Fruchtigkeit der selbst gemachten Marmeladen kann ein Industrieerzeugnis nie ersetzen.

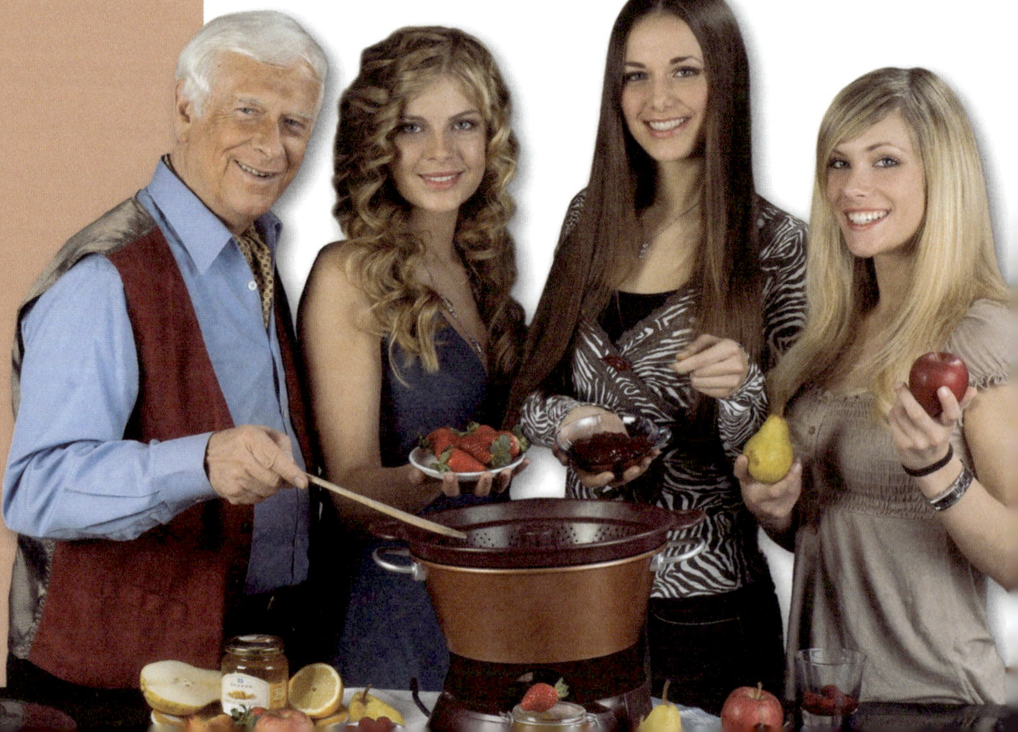

Immer wieder stellt sich die Frage: Kann man bei Marmelade und Konfitüre oder Fruchtgelee noch von gesunder Ernährung sprechen? Das kann man durchaus.

Und dazu gibt es mehrere Argumente:

- Früher haben unsere Vorfahren Konfitüre nach einem Grundrezept zubereitet: eine Hälfte Früchte, eine Hälfte Zucker, lange kochen, dann in die Gläser füllen. Heute ist man bemüht, wenig Zucker oder Honig zu verwenden und die Früchte so schonend wie möglich zu behandeln. Allein dadurch wird die Konfitüre gesünder. Dadurch bleiben nämlich bei der Zubereitung Vitamine, Mineralstoffe, Spurenelemente und Bioaktivstoffe erhalten. Von manchen Bioaktivstoffen weiß man, dass ihre Wirkung durch Erhitzen sogar verstärkt werden kann.
- Der Zuckergehalt fällt im Normalfall bei der Konfitüre und bei der Marmelade kaum ins Gewicht, weil man erfahrungsgemäß aufs Brot oder Brötchen im Durchschnitt einen Teelöffel gibt.

Die größte Bedeutung spielen Konfitüre und Marmelade beim Frühstück. Und da ist es wichtig, dass wir Körper und Geist mit Energie für den bevorstehenden Tag versorgen. Energie wird hauptsächlich aus Kohlenhydraten bereitgestellt. Frühstücken soll aber auch das Wohlfühlen sichern. Ideale Energielieferanten sind Konfitüre, Honig oder Nuss-Nougat-Creme.

Haben Sie sich auch schon einmal gefragt: Warum lieben so viele Menschen zum Frühstück Süßes und brauchen Konfitüre? Das hat seinen guten Grund. Im Schlaf wird das Glückshormon Serotonin verbraucht und abgebaut. Zu keiner anderen Tageszeit hat der Körper so wenig davon, wie in den Morgenstunden. Das süße Frühstück hilft neue Glückshormone im Körper aufzubauen.

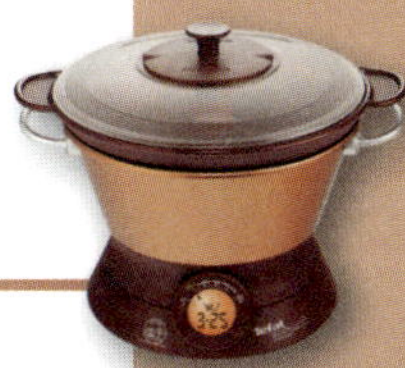

Daher macht es Sinn, für ein „Gute-Laune-Frühstück“ Brot und Gebäck, Milchprodukte und Konfitüre auf den Tisch zu bringen. Auf keinen Fall darf beim Frühstück frisches Obst fehlen. Das ist für die Anlieferung von Vitaminen und Mineralstoffen sowie vielen anderen Vitalstoffen wichtig. Die Konfitüren aus verschiedenen Obstsorten liefern Duft, Aroma, Geschmack und auch noch einen Teil der Vitalstoffe.

Viele, die vielleicht schon einmal mit dem Gedanken gespielt haben, wieder einmal – wie in früheren Zeiten – die Konfitüre selbst herzustellen, schrecken davor zurück und sagen: „Das kann ich nicht!“ Das gilt nicht mehr, seit die französische Tefal-Forschung für die Zubereitung von Marmeladen, Konfitüren und Gelees die VitaFruit-Methode entwickelt hat. Einfacher geht es nicht.

Es handelt sich dabei um ein High-Tech-Küchengerät, das viele faszinierende Funktionen hat:

- Beim Programm Vital kann man Konfitüren im Sinne einer gesunden Ernährung mit reduziertem Zuckergehalt zubereiten. Sie geben wenig Zucker, wie auf dem Rezept zum Gerät angegeben, mit 15 cl Wasser und 1/4 Bio-Zitrone mit Schale in den VitaFruit-Behälter, der antihaftbeschichtet ist. Dann drücken Sie die OK-Taste. Nach einem Signalton werden die Obststücke – und andere Zutaten – dazugegeben. Sie geben nun die Garzeit nach Rezeptanweisung ein. Und dann brauchen Sie nur warten, bis ein weiterer Signalton mitteilt: Die Konfitüre ist fertig. Sie brauchen sie nur mehr in Gläser abfüllen.
- Beim Programm Tradition stellen Sie die Konfitüre nach den herkömmlichen Rezepten her. Da werden alle Zutaten auf einmal mit 20 cl Wasser in den Behälter gefüllt. Alles andere macht der Marmeladen-Kocher von selbst.

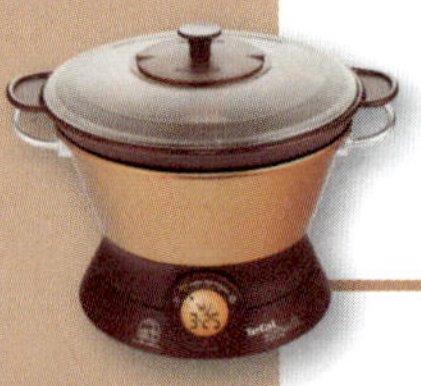

- Das Programm Quick dient zur schnellen Zubereitung von Konfitüren unter Zuhilfenahme von Gelierzucker. Zuerst kommen die Obststücke mit 20 cl Wasser in den Behälter. Dann wird mit einem Tastendruck vorgekocht. Ein Signalton erinnert, dass jetzt der Gelierzucker beigegeben werden muss. Nun wird mit der OK-Taste der eigentliche Garvorgang gestartet.

- Die VitaFruit-Zubereitung ermöglicht aber auch Saftherstellung und Gelee-Produktion aus frischem Obst. Für die Saftgewinnung gibt es ein eigenes Programm. Der Fruchtsaft wird in einem Kochdampfverfahren produziert. Man füllt 1 Liter Wasser in den Behälter und setzt das klein geschnittene Obst in einem speziellen Siebeinsatz dazu. Dann wird programmiert. Wenn der Signalton zu hören ist, enthält der Behälter den Saft. Der Saft kann nun als Saft getrunken oder gezuckert in Flaschen abgefüllt werden. Er kann aber auch zu Gelee weiterverarbeitet werden. Aber es gibt in den 3 Konfitüre-Programmen ebenfalls noch Einstellungen für Gelee-Erzeugung.

- Schließlich kann das VitaFruit-Gerät auch noch eine Fleißaufgabe erledigen. Man kann darin Süßspeisen, wie zum Beispiel Milchreis, zubereiten. Dafür gibt es ein Spezial-Programm.

Der Marmelade-Kocher funktioniert perfekt durch einen antihaftbeschichteten Behälter, durch eine Rühr-Vorrichtung, durch Dampfaustritte, einen Überhitzungsschutz und eine automatische Selbstreinigung. Es ist nicht möglich, dass die Konfitüre verkocht oder sich am Boden anlegt.

Und durch die permanente Überwachung der Temperatur wird das Obst schonend zubereitet, so dass die Konfitüre, Marmelade, der Saft oder das Gelee interessante Mengen an Vitalstoffen liefern.

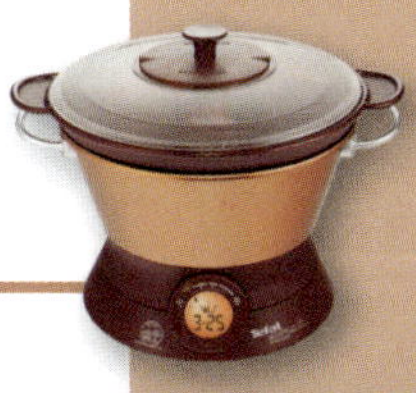

Tipps zum Marmeladekochen nach der VitaFruit-Methode:

- Verwenden Sie ausgereiftes Obst der Saison, am besten aus der Region. Nehmen Sie vorrangig Obst aus streng kontrolliertem Anbau, am besten Obst mit Bio-Qualität.
- Sie können durchaus auch tiefgefrorenes Obst verarbeiten. Es wurde reif geerntet und ist aufgrund modernster Schockfrostverfahren reich an Vitaminen und Mineralstoffen.
- Wenn die Konfitüre nach der vorgegebenen Garzeit zu flüssig ist, verlängern Sie die Garzeit um 5 bis 10 Minuten. Und so prüfen Sie, ob die Konfitüre richtig gegart ist: Nehmen Sie mit einem Löffel eine kleine Menge vom Früchte-Sirup auf einen kalten Teller und warten Sie einen Augenblick. Dann heben Sie den Teller an. Wenn der Sirup fest wird, ohne zu verlaufen, ist die Konfitüre fertig.
- Wenn Ihre Konfitüre bei der Aufbewahrung zu schimmeln beginnt, dann haben Sie das Glas vermutlich erst zugemacht, als die Konfitüre bereits kalt oder fast kalt war. Oder der Deckel des Glases ist schadhaft. Oder das Glas war feucht. Oder aber Sie haben das Glas nicht randvoll mit Konfitüre gefüllt. Am sichersten ist es, Konfitüre mit Schimmel zu entsorgen.

Kennen Sie das Sprichwort: Man sollte im Leben ein Kind gezeugt, ein Haus gebaut und einen Baum gepflanzt haben? Ich sage: Das ist zu wenig. Man sollte unbedingt auch selbst Konfitüre oder Marmelade hergestellt und selbst Brot gebacken haben. Das gehört zu einem erfüllten Leben einfach dazu.

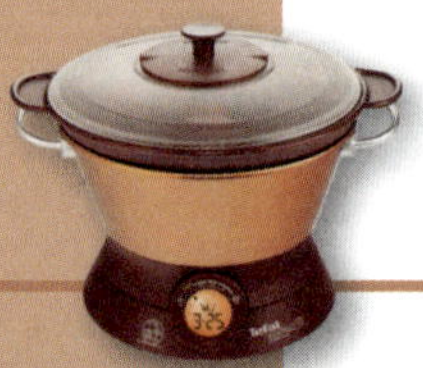

Schattenmorellenkonfitüre

Zutaten:
1 kg Schattenmorellen der Sorte „Royale Noire“ · 1 Teelöffel Kirschgeist
Zucker (die Mengen sind in der nachstehenden Liste aufgeführt)

Die Kirschen waschen, abtropfen lassen und entkernen.

Stellen Sie ein Kochprogramm ein und führen Sie die unter dem gewünschten Programm angegebenen Arbeitsschritte aus.

Besonders reich an:
Kalium, Phosphor, Eisen, Vitamin B_1, B_2, B_6 und C

Nährwerte/100 g Obst:
68 kcal
Eiweiß: 0,8 g
Fett: 0,4 g
Kohlenhydrate: 15 g

Tipp:

- Ersetzen Sie die Schattenmorellen durch Griotte-Kirschen und geben Sie ein Blatt Minze bei, das am Ende der Kochzeit herausgenommen werden muss.

Programm	Zucker	Garzeit
Vital (P2)	450–700 g	30–40 Minuten
Tradition (P3)	800–1.000 g	35–45 Minuten
Quick (P4)	800 g	15–20 Minuten

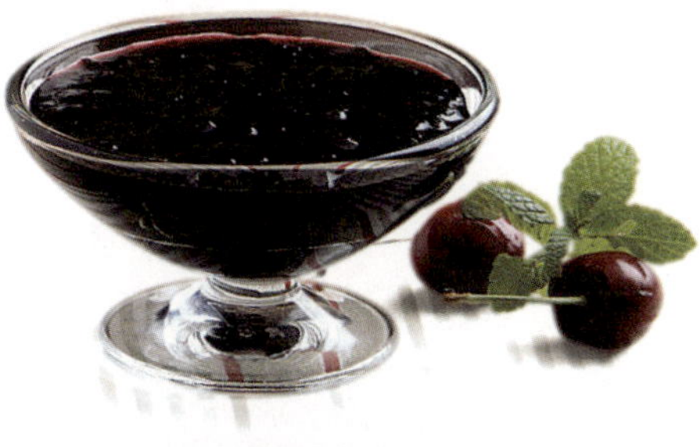

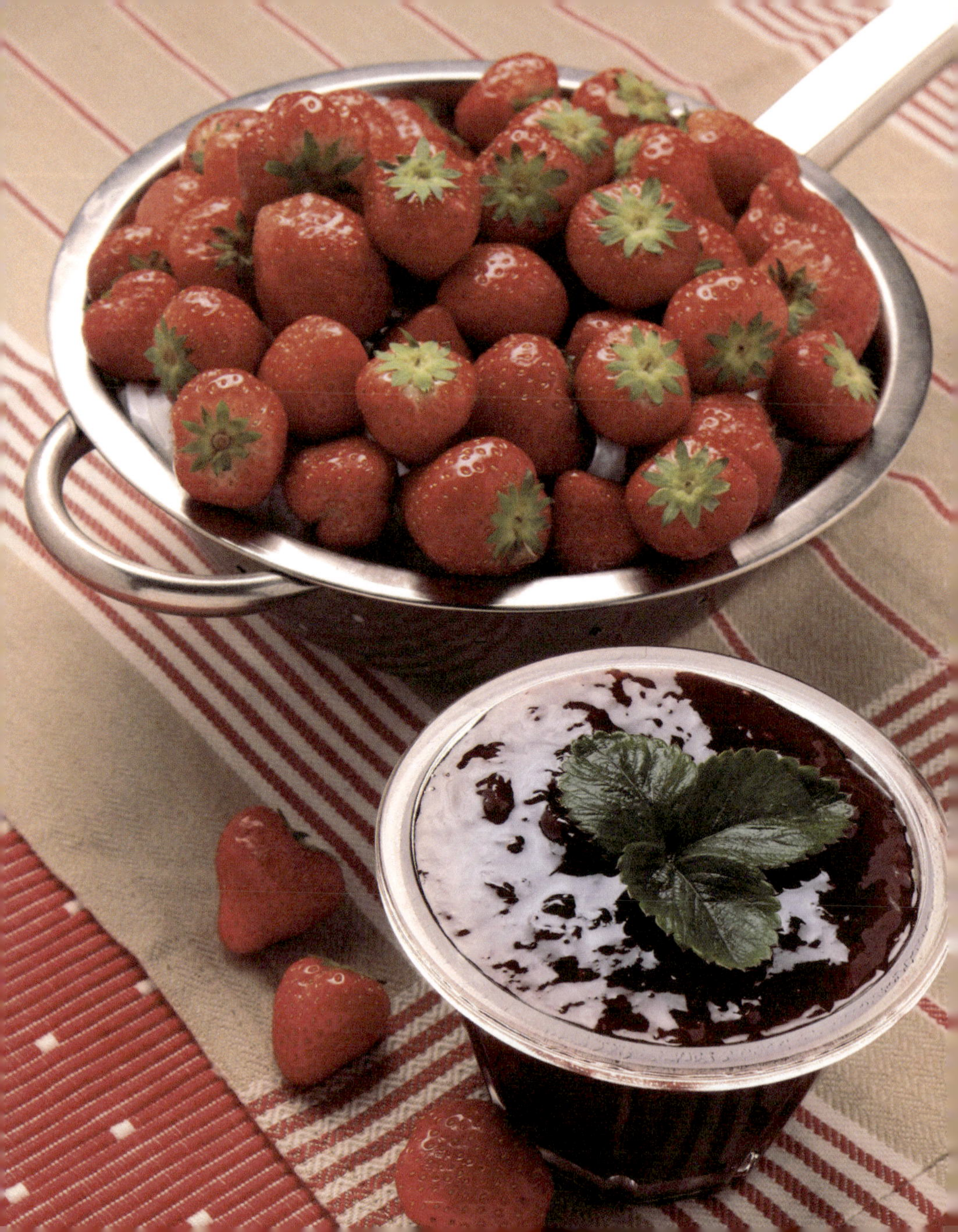

Erdbeerkonfitüre

Zutaten:
1 kg Erdbeeren
Zucker (die Mengen sind in der nachstehenden Liste aufgeführt)

Besonders reich an:
Natrium, Kalzium, Kalium, Phosphor, Eisen, Vitamin A, B_1, B_2 und C

Nährwerte/100 g Obst:
35 kcal
Eiweiß: 0,7 g
Fett: 0,5 g
Kohlenhydrate: 7 g

Verwenden Sie vorzugsweise Erdbeeren mit rotem Fruchtfleisch. Erdbeeren mit weißem Fruchtfleisch verlieren beim Kochen viel Aroma und ergeben deshalb Konfitüren mit weniger Geschmack.

Die Erdbeeren vor dem Entstielen waschen.

Stellen Sie ein Kochprogramm ein und führen Sie die unter dem gewünschten Programm angegebenen Arbeitsschritte aus.

Tipps:

- Geben Sie am Ende der Kochzeit 5 Minzeblätter bei. Nehmen Sie diese vor dem Abfüllen in Gläser heraus.
- Mischen Sie die Erdbeeren (500 g) mit Himbeeren (500 g).
- Geben Sie zu Beginn der Kochzeit 3 cl Rotwein bei.
- Heidelbeer- und Pflaumenkonfitüre können Sie mit demselben Rezept zubereiten.

Programm	Zucker	Garzeit
Vital (P2)	350–750 g	20–30 Minuten
Tradition (P3)	800–1.000 g	30–40 Minuten
Quick (P4)	800 g	15 Minuten

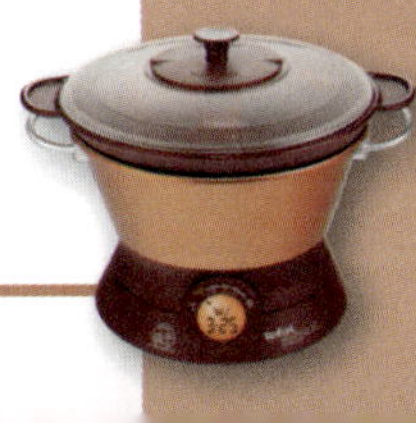

Aprikosenkonfitüre

Besonders reich an:
Kalzium, Phosphor, Eisen, Vitamin C und Karotin

Nährwerte/100 g Obst:
47 kcal
Eiweiß: 0,8 g
Fett: 0,1 g
Kohlenhydrate: 10 g

Zutaten:
1 kg Aprikosen (Marillen) · 1/2 Vanilleschote oder 1 Päckchen Vanillezucker
Zucker (die Mengen sind in der nachstehenden Liste aufgeführt)

Die Aprikosen waschen, abtrocknen, entkernen und in Stücke schneiden.

Stellen Sie ein Kochprogramm ein und führen Sie die unter dem gewünschten Programm angegebenen Arbeitsschritte aus.

Schöpfen Sie am Ende der Kochzeit den Schaum ab und nehmen Sie die Vanilleschote heraus.

Tipps:

- Geben Sie am Ende der Kochzeit 3 cl Grand-Marnier-Likör (Orangenlikör) bei.
- Mischen Sie Pfirsiche (400 g) und Aprikosen (600 g).
- Mischen Sie gelbe Pfirsiche (300 g), Aprikosen (600 g) und Himbeersaft (100 g).

Programm	Zucker	Garzeit
Vital (P2)	500–700 g	20–30 Minuten
Tradition (P3)	800–1.000 g	30–40 Minuten
Quick (P4)	800 g	15–20 Minuten

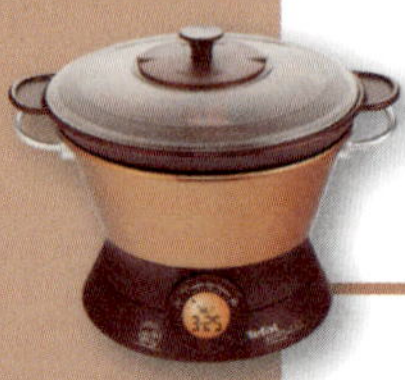

Himbeergelee

Zutaten:
1 kg Himbeeren
Zucker (die Mengen sind in der nachstehenden Liste aufgeführt)

Besonders reich an:
Kalium, Kalzium, Phosphor, Vitamin A, B_1, B_2 und C

Nährwerte/100 g Obst:
38 kcal
Eiweiß: 1,2 g
Fett: 0,4 g
Kohlenhydrate: 6 g

Die Himbeeren waschen und gut abtropfen lassen.

Entsaften Sie das Obst mit dem Saftgewinnungsprogramm P1.

Dauer der Saftgewinnung: 30 bis 40 Minuten.

Nehmen Sie das Sieb, sobald die Saftgewinnung abgeschlossen ist, heraus und stellen Sie ein Kochprogramm ein. Führen Sie die unter dem gewünschten Programm angegebenen Arbeitsschritte aus.

Tipp:

- Mischen Sie Himbeeren (600 g) mit Brombeeren (400 g).

Programm	Zucker	Garzeit
Vital (P2)	600–800 g	20–30 Minuten
Tradition (P3)	800–1.000 g	25–35 Minuten
Quick (P4)	800 g	15 Minuten

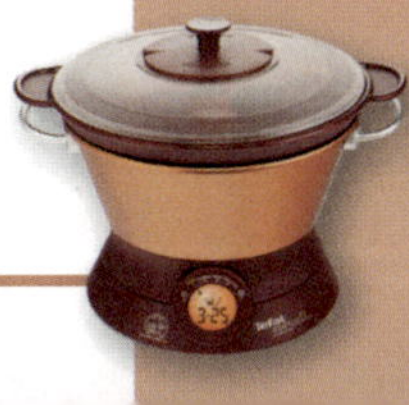

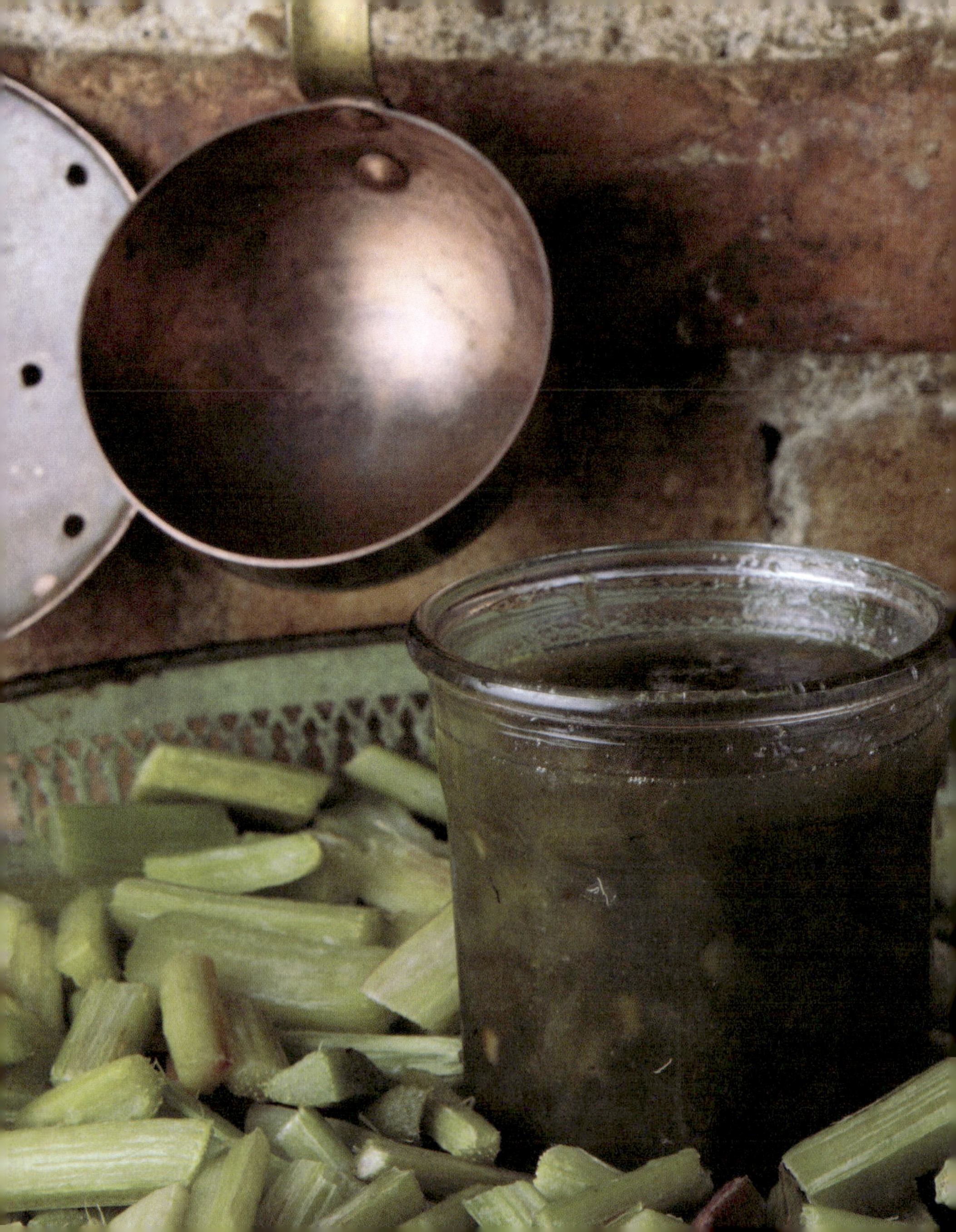

Rhabarberkonfitüre

Zutaten:
1 kg Rhabarberstangen (zur Herstellung von Konfitüre werden nur die Stangen verwendet)
Zucker (die Mengen sind in der nachstehenden Liste aufgeführt)

Die Rhabarberstangen waschen und die verhärteten Grate herausziehen wie bei grünen Bohnen. In 3 cm lange Stücke schneiden und in ein Sieb geben.

Stellen Sie das Programm zur Saftgewinnung P1 ein und geben Sie 40 cl Wasser in den Kessel. Dauer der Saftgewinnung: 20 Minuten. Anders als für das Gelee wird der Rhabarber bei der Endzubereitung der Konfitüre zusammen mit seinem Saft in den Kessel gegeben.

Stellen Sie ein Kochprogramm ein und führen Sie die unter dem gewünschten Programm aufgeführten Arbeitsschritte aus.

Programm	Zucker	Garzeit
Vital (P2)	500–800 g	20–30 Minuten
Tradition (P3)	800–1.000 g	30–40 Minuten
Quick (P4)	800 g	Kein Vorkochen nötig, da der Saft aus den Rhabarberstangen in diesem Rezept bereits bei der Saftgewinnung vorgekocht wurde.

Besonders reich an:
Kalium, Kalzium, Phosphor, Vitamin A, B und C

Nährwerte/
100 g Gemüse:
13 kcal
Eiweiß: 0,6 g
Fett: 0,1 g
Kohlenhydrate: 5 g

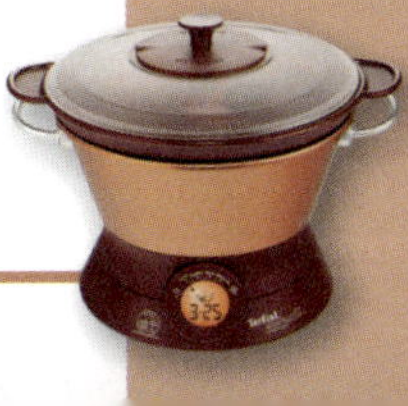

Besonders reich an:
Magnesium, Kalzium, Provitamin A

Nährwerte/100 g Obst:
54 kcal
Eiweiß: 1,3 g
Fett: 0,5 g
Kohlenhydrate: 11,2 g

Brombeergelee

Zutaten:
1 kg Brombeeren · 1 Päckchen Vanillezucker
Zucker (die Mengen sind in der nachstehenden Liste aufgeführt)

Die Brombeeren waschen und abtropfen lassen.

Entsaften Sie das Obst mit dem Saftgewinnungsprogramm P1.

Dauer der Saftgewinnung: 30 bis 40 Minuten.

Nehmen Sie das Sieb, sobald die Saftgewinnung abgeschlossen ist, heraus und stellen Sie ein Kochprogramm ein. Führen Sie die unter dem gewünschten Programm angegebenen Arbeitsschritte aus.

Programm	Zucker	Garzeit
Vital (P2)	600–800 g	15–25 Minuten
Tradition (P3)	800–1.000 g	20–30 Minuten
Quick (P4)	800 g	Kein Vorkochen nötig, da der Saft in diesem Rezept bereits bei der Saftgewinnung vorgekocht wurde.

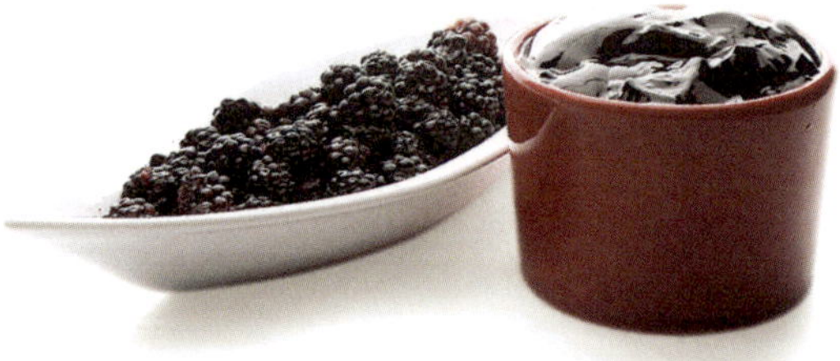

Fruchtkompott

Zutaten:
1 kg Obst einer oder verschiedener Sorten · 100 g Kristallzucker
20 bis 30 cl Wasser, je nach Obstsorte

Besonders reich an:
Abhängig von den jeweiligen Obstsorten

Nährwerte/100 g Obst:
Abhängig von den jeweiligen Obstsorten

Die Früchte waschen, entkernen und/oder gegebenenfalls entstielen.

Stellen Sie das Kochprogramm Tradition ein.

Kochzeit: je nach Obst 15 bis 25 Minuten.

Verlängern Sie gegebenenfalls die Kochzeit, bis die Früchte beginnen auseinanderzufallen.

Abkühlen lassen und schnell verzehren (innerhalb von 48 Stunden, das Fruchtkompott muss im Kühlschrank aufbewahrt werden).

Tipp:

- Versuchen Sie ein Kompott mit tropischen Früchten.

Programm	Zucker	Garzeit
Tradition (P3)	100 g	15–25 Minuten

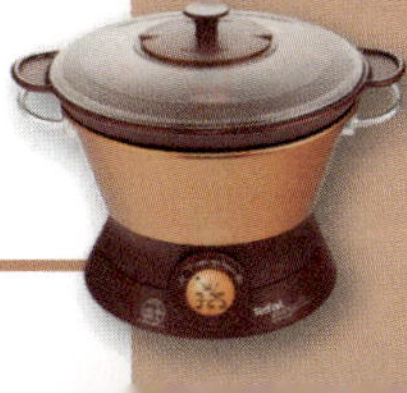

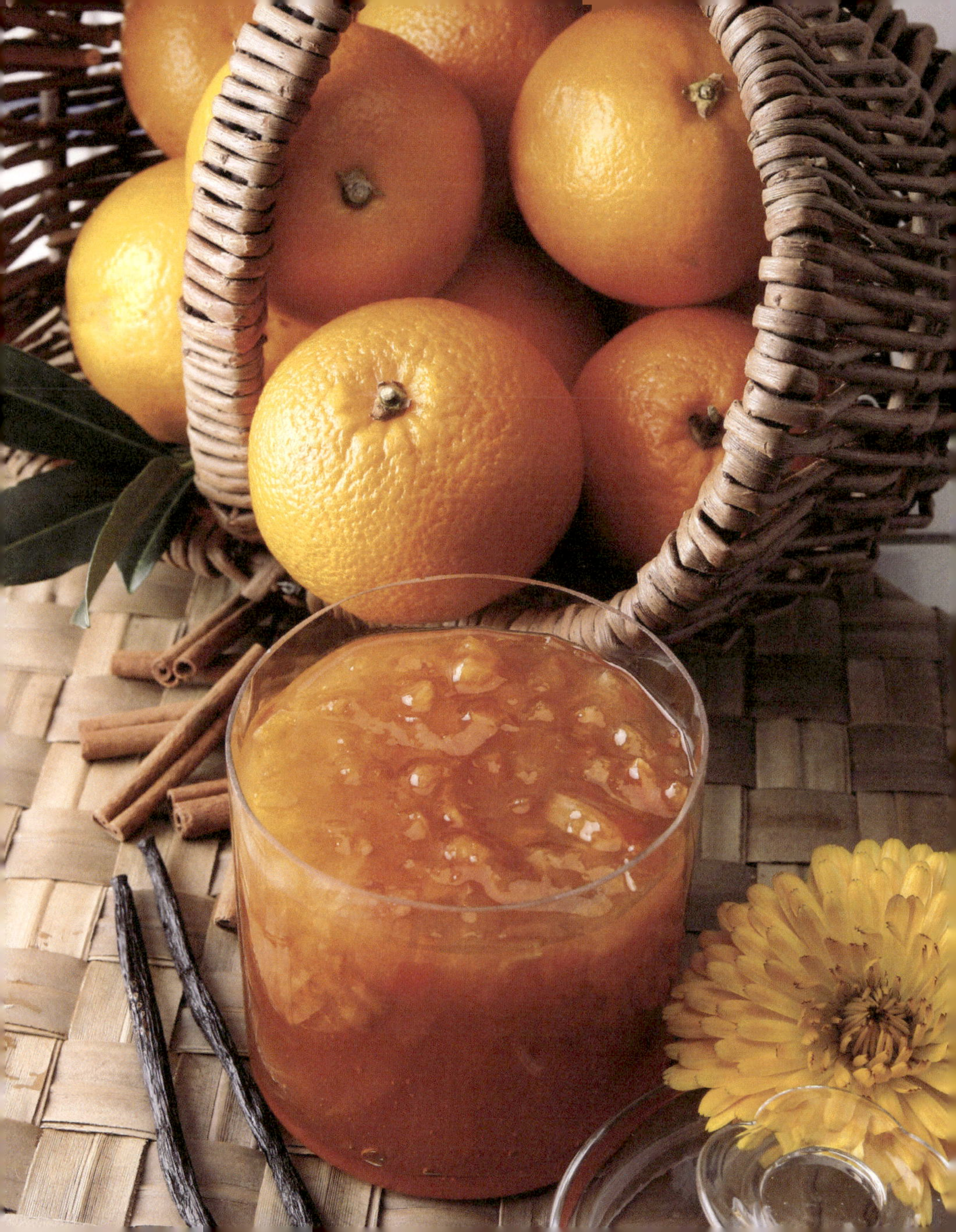

Orangenmarmelade

Zutaten:
1 kg Orangen · 1 der Länge nach auseinandergeschnittene Vanilleschote
10 cl Rum · 1 Prise Zimt
Zucker (die Mengen sind in der nachstehenden Liste aufgeführt)

Die ganzen Orangen waschen und abbürsten. 10 Minuten lang kochen und in sehr kaltem Wasser abschrecken. Beide Orangenhälften abnehmen. Je nach Größe in 4 bis 6 Stücke zerteilen und in dünne, 2 mm dicke Scheiben schneiden.

Stellen Sie ein Kochprogramm ein und führen Sie die unter dem gewünschten Programm angegebenen Arbeitsschritte aus.

Besonders reich an:
Vitamin C, Kalium, Kalzium, Phosphor

Nährwerte/100 g Obst:
45 kcal
Eiweiß: 1 g
Fett: 0,2 g
Kohlenhydrate: 9 g

Tipps:

- Geben Sie während der Kochzeit 20 cl Whisky oder Grand Marnier (Orangenlikör) bei.
- Statt Orangen können auch Blutorangen oder Bitterorangen verwendet werden.
- Das Kilo Orangen kann durch 750 g Orangen, 200 g Grapefruit und 50 g Zitrone ersetzt werden.

Programm	Zucker	Garzeit
Vital (P2)	500–700 g	25–35 Minuten
Tradition (P3)	800–1.000 g	30–40 Minuten
Quick (P4)	800–1.000 g	15–20 Minuten

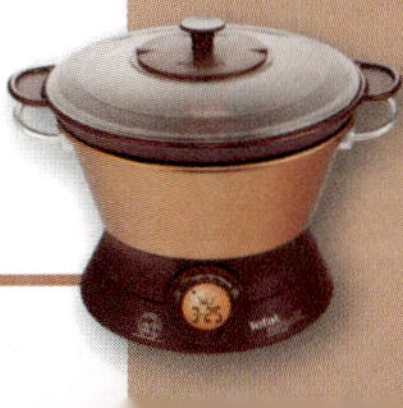

Zwiebelkonfitüre

Besonders reich an:
Eisen, Zink, Vitamin C

Nährwerte/ 100 g Gemüse:
28 kcal
Eiweiß: 1,3 g
Fett: 0,3 g
Kohlenhydrate: 6,7 g

Zutaten:
1 kg Zwiebeln · 120 g Butter · 100 g Zucker · 2 Esslöffel Granatapfelsirup 30 cl kräftiger Rotwein · 10 cl Essig · 2 Prisen Salz/Pfeffer

Die Zwiebeln häuten und fein hacken.

Stellen die das Programm Tradition ein.

Geben Sie nur die Zwiebeln und die Butter in den Kessel.

Programmieren Sie die Kochzeit auf 15 Minuten.

Geben Sie nach 15 Minuten Kochzeit die übrigen Zutaten dazu und programmieren Sie erneut 15 Minuten ein.

Tipps:

- Statt Rotwein kann auch Roséwein verwendet werden.
- Anstelle von Granatapfelsirup kann auch Honig verwendet werden.
- Statt Zwiebeln können auch Schalotten verwendet werden.

Programm	Zucker	Garzeit
Tradition (P3)	100 g	2 x 15 Minuten

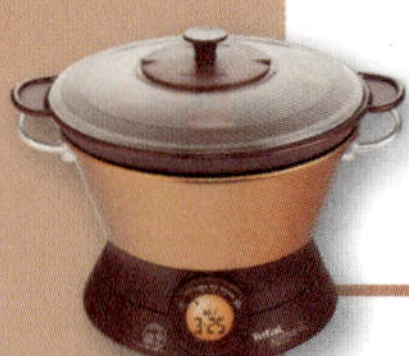

Süßspeise: Milchreis

Zutaten:
1 Liter Milch · 150 g Rundreis · 80 g Zucker
1 der Länge nach auseinandergeschnittene Vanilleschote

Für 4 Portionen

Besonders reich an:
Kalzium,
Vitamnin B_3, B_5

Nährwerte/Portion:
288 kcal
Eiweiß: 10 g
Fett: 9,5 g
Kohlenhydrate: 39 g

Stellen Sie das Kochprogramm Süßspeisen (P5) ein und führen Sie die angegebenen Arbeitsschritte aus.

Kochzeit: 15 bis 20 Minuten.

Nehmen Sie die Vanilleschote nach dem Kochen heraus.

Tipps:

- Der Reis wird cremiger, wenn man 20 cl Crème fraîche beigibt.
- Statt der Vanille kann man je nach Geschmack 10 cl Rum oder Orangenblütenwasser beigeben.

Programm	Zucker	Garzeit
Süßspeisen (P5)	80 g	15–20 Minuten

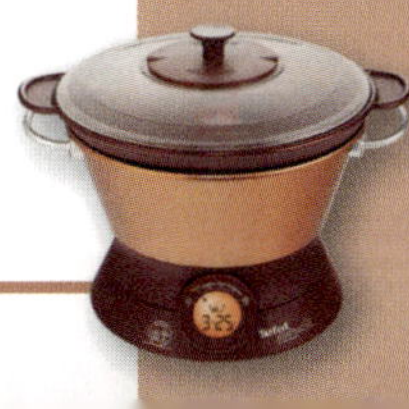

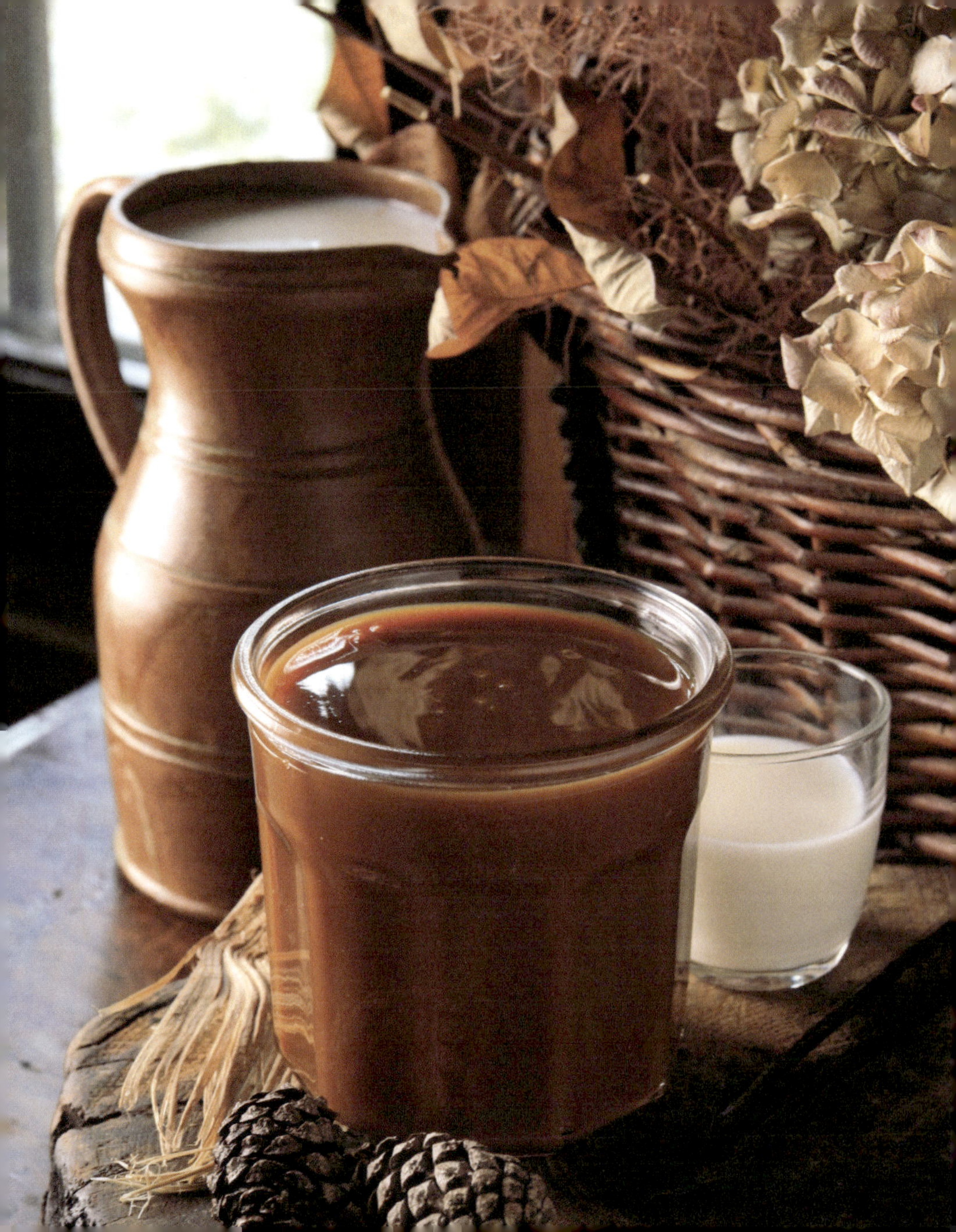

Milchkonfitüre

Zutaten:
0,7 Liter frische Vollmilch · 1 Vanilleschote
1/2 Glas Rum, am Ende der Kochzeit zugeben · 550 g Gelier-Rohrzucker

Stellen Sie das Programm Süßspeisen (P5) ein und führen Sie die angegebenen Arbeitsschritte aus.

Bitte beachten Sie:

- Geben Sie niemals Zitronensaft in diese Zubereitung.
- Setzen Sie den Deckel nicht auf den Kochbehälter, um ein Überlaufen der Milch zu verhindern.

Tipp:

- Geben Sie gemahlenen Nüsse dazu.

Programm	Zucker	Garzeit
Süßspeisen (P5)	550 g	20–30 Minuten

Besonders reich an:
Kalzium, Natrium, Jod, Selen

Nährwerte/100 g Milch:
64 kcal
Eiweiß: 3,3 g
Fett: 3,5 g
Kohlenhydrate: 4,8 g

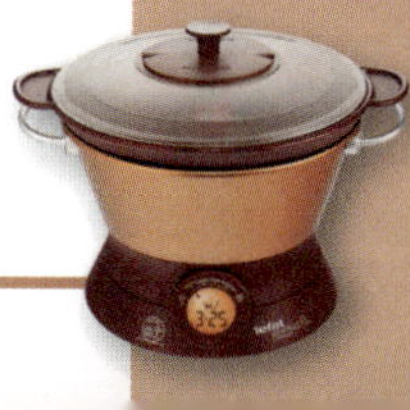

Backen Sie doch einmal selbst Ihr Brot: Das ist ein Erlebnis!

Stellen Sie sich das einmal vor: Morgens werden Sie nicht nur vom Läuten des Weckers wach, sondern vom Duft von frisch gebackenem Brot – aber niemand war beim Bäcker. Klarer Fall: Sie haben einen Brotback-Automaten, haben ihn abends mit den nötigen Zutaten „gefüttert“ und für den nächsten Morgen programmiert. Er war über Nacht fleißig für Ihren Frühstücksgenuss. Sie brauchen nur das fertige Brot aus dem Gerät nehmen, anschneiden und essen.

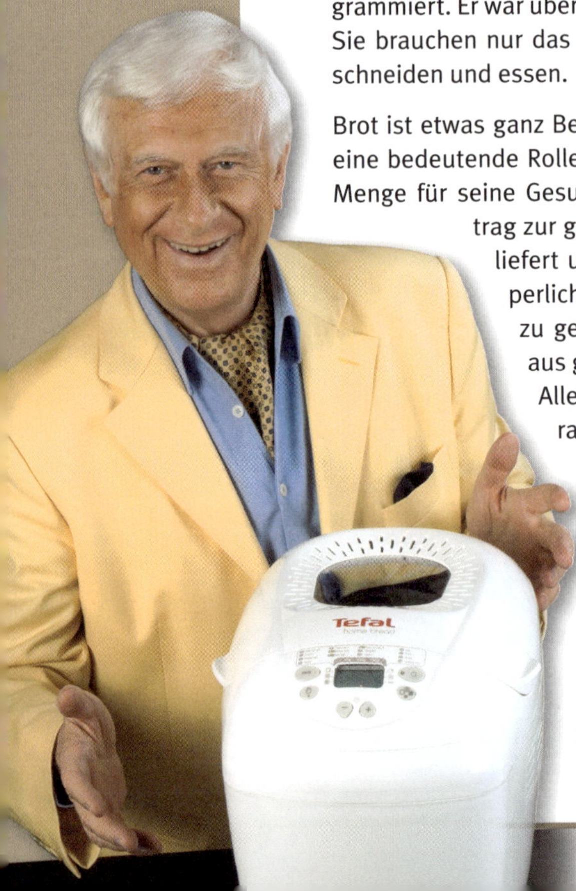

Brot ist etwas ganz Besonderes. Es spielt in unserer Ernährung eine bedeutende Rolle. Wer selbst Brot bäckt, kann damit eine Menge für seine Gesundheit tun, leistet einen wertvollen Beitrag zur gesunden, ausgewogenen Ernährung. Brot liefert uns fast alles, was wir brauchen, um körperlich, seelisch und geistig stark durchs Leben zu gehen. Brot besteht zum wesentlichen Teil aus gemahlenem oder geschrotetem Getreide. Allein 75 Prozent unserer Stärke-Kohlenhydrate, die wir zu uns nehmen, stammen aus diesen Getreideerzeugnissen. Sie werden vom Körper langsam verwertet und versorgen uns ständig mit Energie. Brot und Brötchen beliefern uns mit mehr als 33 Prozent der unverdaulichen Ballaststoffe, die wir im Darm brauchen, damit die Verdauung funktioniert. Brot wird dadurch zu einem idealen, nahezu unentbehrlichen Grundnahrungsmittel.

Im Grunde genommen liefern uns alle Brot- und Brötchensorten lebenswichtige Vitalstoffe. Allerdings muss man wissen: Je höher der Anteil an Vollkorn, desto mehr wertvolle Inhaltstoffe kann ein Brot liefern.

Der Kaloriengehalt pro 100 Gramm Brot schwankt zwischen 200 bis 270. Vollkornbrot hat somit etwas weniger Kalorien als weißes Weizenbrot. Brot beliefert uns mit Kohlenhydraten, Eiweiß, ganz geringen Mengen Fett, Vitamin B_1, Vitamin B_2, Vitamin B_6, Folsäure, mit den Mineralstoffen Kalzium, Kalium, Magnesium und dem Spurenelement Eisen.

- Vitamin B_1 wird auch das „Nerven-Vitamin" genannt. Wer zu wenig Brot isst, hat meist auch schwache Nerven, neigt schneller zu Müdigkeit, Reizbarkeit, Vergesslichkeit und Konzentrationsschwäche.

- Vitamin B_2 ist der Motor aller Körperzellen. Es produziert aus Kohlenhydraten unsere Energie. Und es baut aus Eiweiß unsere Muskeln auf. Wer Brot meidet, bekommt sehr leicht einen Mangel an Vitamin B_2. Die Folge: Die Haut wird schuppig, die Nägel werden brüchig, Haare fallen aus. Die Augen brennen, man wird lichtempfindlich. Die Lippen sind gesprungen, Mundwinkel werden leicht rissig.

  Die Thymusdrüse des Menschen hinter dem Brustbein ist die Schule der Immunkraft. Hier werden weiße Blutkörperchen aus dem Rückenmark zu potenten Abwehrzellen herangebildet. Wenn im Körper zu wenig Vitamin B_6 vorhanden ist, schrumpft die Thymusdrüse frühzeitig. Das bedeutet: Die Schaltzentrale für unser Abwehrsystem ist geschwächt und nicht mehr voll handlungsfähig. In den Wechseljahren der Frau hilft Vitamin B_6 mit, Osteoporose zu vermeiden.

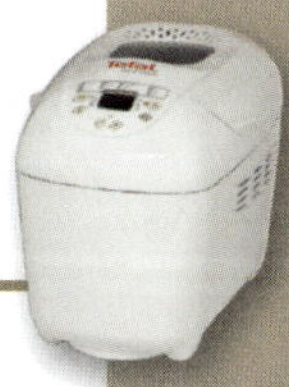

- Vitamin B6 ist sozusagen die Wunderwaffe des Körpers gegen Stress. Es beliefert die Leber mit Enzymen, welche die Stoffwechselverwertung von Eiweiß regeln. Nur durch die Kraft von Vitamin B6 können Enzyme aus Aminosäuren wertvolle Stoffe schaffen. Das Vitamin B6 ist aber auch am Aufbau der Immunkraft beteiligt. Nur mit Hilfe von B6 sind die Antikörper voll funktionsfähig.

- Der Mineralstoff Magnesium aktiviert in unserem Körper über 300 Enzyme. Er greift in alle Geschehnis in uns ein. Er schützt uns gegen die negativen Folgen von Stress und macht Herz und Kreislauf stark. Fett, Kohlenhydrate und Eiweiß können nur mit Hilfe von Magnesium weiterverarbeitet werden.

- Folsäure ist für die junge Frau wichtig, um eine Frühgeburt oder eine Fehlgeburt zu verhindern. Folsäure ist aber sowohl für Frau und Mann in jedem Alter wichtig, um Herz und Kreislauf zu stärken. Folsäure verhindert, dass der Homocystein-Spiegel des Menschen nicht zu hoch wird. Homocystein ist ebenso gefährlich für Herz und Kreislauf wie zu hohes Cholesterin. Außerdem ist die Folsäure ein Garant für Energie und Lebensfreude.

- Kalzium ist enorm wichtig für unsere Knochen und für die Zähne, aber auch für den Umgang mit Stress im Gehirn. Kalzium ist sozusagen der Manager im Nervensystem. Wer zu wenig Kalzium aufnimmt, neigt zu Ängstlichkeit und Nervosität.

- Kalium ist wichtig für unsere Muskeln und für eine gute Verdauung. Kalium ist aber auch an der Steuerung des Säure-Basen-Haushaltes beteiligt. Kalium schützt uns vor Übersäuerung. Ohne Kalium kann der Darm nicht zu seinen natürlichen Verdauungsbewegungen angeregt werden.

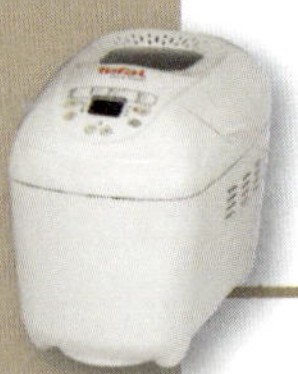

Das alles sind Argumente für den täglichen Brotverzehr. Das sollte uns aber auch ein Ansporn sein einmal zu versuchen, selbst Brot zu backen.

Mit dem Brotback-Automaten können Sie ganz einfach selbst Brot backen – man spricht von *Home Bread*. Egal, ob man ein Brotback-Neuling ist oder bereits ein Experte: Man füllt einfach die Zutaten für das Brot in den Back-Automaten ein. Den kompletten Rest erledigt das Gerät. Auf diese Weise kann man Brot, Hefegebäck und frische Brötchen herstellen. Man muss sich bloß mit dem Gerät vertraut machen.

Die Zutaten für das Brot müssen zimmerwarm sein, außer es ist anders angegeben. Halten Sie sich ganz genau an die in den Rezepten gegebenen Mengenangaben. Falsche Mengen beeinträchtigen das Backergebnis. Wiegen Sie Mehlmenge genau ab und verwenden Sie Trockenhefe, kein Backpulver. Außer Backpulver wird im Rezept speziell angegeben. Damit der Teig im Brotback-Automaten ungestört aufgehen kann, sollten Sie die Zutaten von Anfang an in die Backform geben, damit der Deckel während des Backbetriebes nicht mehr aufgemacht werden muss. Halten Sie sich bei der Reihenfolge der Zutaten genau an das jeweilige Rezept. Zuerst kommen immer die flüssigen, dann die festen Zutaten. Die Hefe darf weder mit den Flüssigkeiten, noch mit dem Salz, sondern erst mit dem Teig in Berührung kommen.

Wo liegt nun das Geheimnis eines Home-Bread-Brotback-Automaten? Er spult – wie von einem Computer gesteuert – sein Backprogramm ab. Das bedeutet: Kneten, Backen und Warmhalten. Das Faszinierende an diesem Brotback-Automaten: Man kann den Brotback-Vorgang bis zu 15 Stunden im Voraus programmieren, damit das Brot fertig ist, wann Sie es brauchen, zum Beispiel, morgens nach dem Aufwachen.

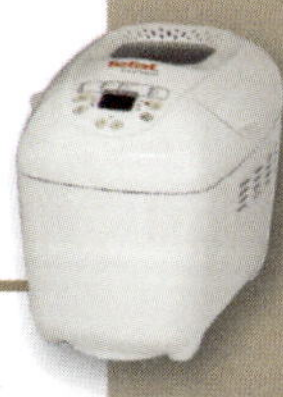

Vergessen Sie beim Brotbacken im Automaten keine Zutat. Jede erfüllt fürs Brot und für den Backvorgang eine ganz besondere Aufgabe:

- Fett und Öle machen den Teig weicher und geschmacksintensiver. Das Brot hält dann auch besser für eine längere Zeit.
- Eier machen den Teig gehaltvoller, verbessern die Farbe der Kruste und schaffen auch eine schönere Kruste.
- Milch oder Milchpulver geben der Brotkruste eine schönere Struktur.
- Wasser ist wichtig, damit die Hefe aufgeht. Sie ermöglicht aber auch erst die Bildung einer Kruste.
- Das Mehl ist die wichtigste Basiszutat fürs Brot.
- Zucker ist beim Brotbacken wichtig als Nahrung für die Hefe und ist entscheidend für den Geschmack des Brotes.
- Salz reguliert die Aktivität der Hefe.
- Hefe macht es möglich, dass der Teig aufgeht.

Hier noch ein paar praktische Tricks und Tipps für ein optimales Brotbacken im Automaten:

- Die Brotzubereitung ist sehr empfindlich gegenüber bestimmten Temperatur- und Feuchtigkeitsbedingungen. Daher sollte man an heißen Tagen die Flüssigkeiten kälter als sonst wählen. An kalten Tagen sollte man die Zutaten leicht anwärmen, aber nicht über 35 Grad Celsius.

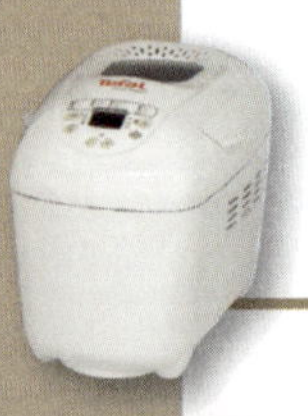

- Kontrollieren Sie den Teig nach dem halben Knetprozess. Er darf nicht an den Wänden der Backform kleben. Wenn Mehlrückstände vorhanden sind, gießen Sie etwas Wasser nach. Wenn der Teig klebt, muss man etwas Mehl hinzufügen.
- Zuviel Hefe schwächt die Teigstruktur. Das Brot geht zwar auf, fällt aber nach dem Backen in sich zusammen. Am besten ist, Sie kontrollieren vor dem Backen den Teig mit einem leichten Fingerdruck. Der Teig muss geschmeidig sein und etwas Widerstand bieten. Der Fingerdruck muss allmählich verschwinden.

Wenn Sie das erste köstlich schmeckende Brot gebacken haben, werden Sie das nicht mehr missen wollen. Ich kenne niemanden, der es bereut hat, sich einen Brotback-Automaten gekauft zu haben.

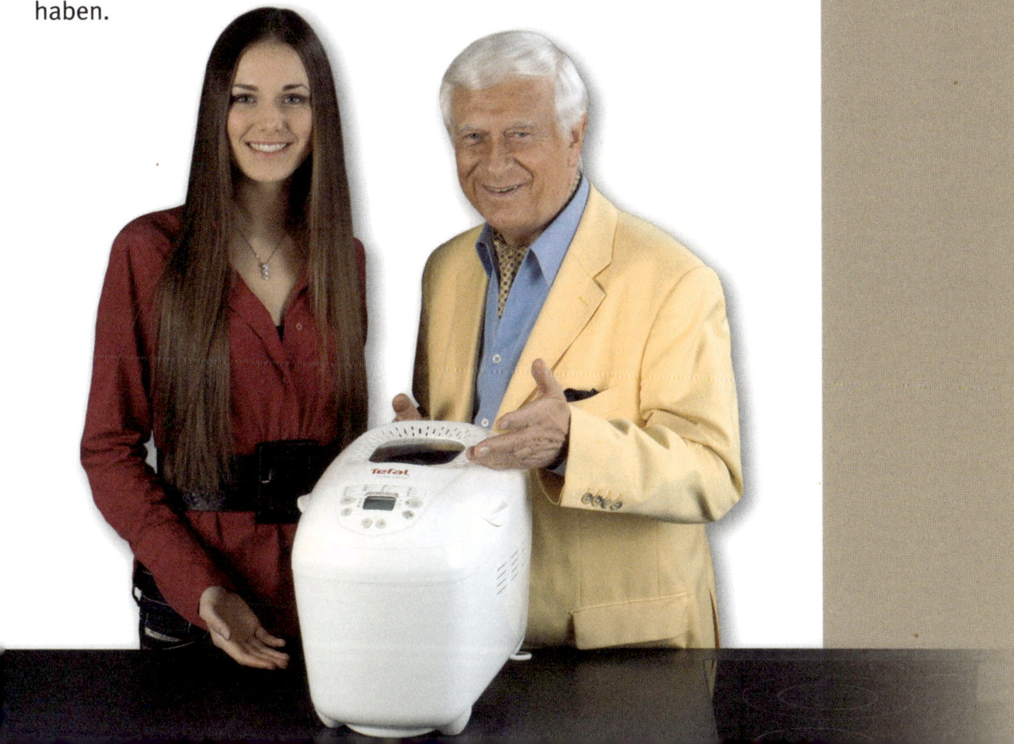

Milchbrot mit Früchten

Backzeit:
750 g: 195 Minuten
1.000 g: 200 Minuten
1.500 g: 205 Minuten

Nährwerte/100 g Brot:
330 kcal
Eiweiß: 7,6 g
Fett: 7,5 g
Kohlenhydrate: 53,9 g

Zutaten für 750 g:
280 ml Milch · 60 g weiche Butter · 1 1/2 Teelöffel Salz
2 1/2 Esslöffel Zucker · 495 g Weißmehl · 2 Teelöffel Trockenhefe

60 g Rosinen · 60 g kandierte Früchte

Zutaten für 1.000 g:
315 ml Milch · 70 g weiche Butter · 2 Teelöffel Salz
3 Esslöffel Zucker · 555 g Weißmehl · 2 Teelöffel Trockenhefe

70 g Rosinen · 70 g kandierte Früchte

Zutaten für 1.500 g:
400 ml Milch · 80 g weiche Butter · 2 1/2 Teelöffel Salz
3 1/2 Esslöffel Zucker · 700 g Weißmehl · 2 1/2 Teelöffel Trockenhefe

80 g Rosinen · 80 g kandierte Früchte

Die Zutaten, bis auf die Rosinen und die kandierten Früchte, in der angegebenen Reihenfolge in die Backform geben.

Die Backform in den Automaten einsetzen und das Programm 1 (Grundrezept) wählen und Gewicht einstellen.

Wenn das Signal ertönt, die Rosinen und kandierten Früchte beigeben.

Am Ende der Backzeit das Brot aus der Form nehmen und abkühlen lassen.

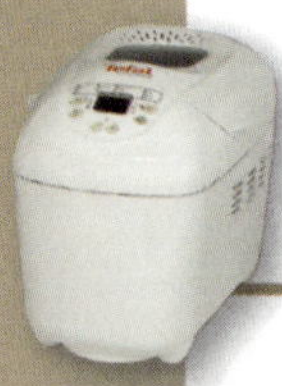

Vollkornbrot

Zutaten für 750 g:
300 ml Wasser · 1/2 Esslöffel Sonnenblumenöl · 1 1/2 Teelöffel Salz
1 Esslöffel Zucker · 1 1/2 Esslöffel Milchpulver · 180 g Weißmehl
340 g Vollkornmehl · 1 Teelöffel Trockenhefe

Zutaten für 1.000 g:
400 ml Wasser · 1 Esslöffel Sonnenblumenöl · 2 Teelöffel Salz
1 1/2 Esslöffel Zucker · 2 Esslöffel Milchpulver · 240 g Weißmehl
460 g Vollkornmehl · 1 1/2 Teelöffel Trockenhefe

Zutaten für 1.500 g:
515 ml Wasser · 1 1/2 Esslöffel Sonnenblumenöl · 3 Teelöffel Salz
2 Esslöffel Zucker · 2 1/2 Esslöffel Milchpulver · 310 g Weißmehl
590 g Vollkornmehl · 2 Teelöffel Trockenhefe

Die Zutaten in der angegebenen Reihenfolge in die Backform geben.

Die Backform in den Automaten einsetzen, das Programm 3 (Vollkornbrot) wählen und Gewicht einstellen.

Am Ende der Backzeit das Brot aus der Form nehmen und abkühlen lassen.

Backzeit:
750 g: 217 Minuten
1.000 g: 222 Minuten
1.500 g: 227 Minuten

Nährwerte/100 g Brot:
265 kcal
Eiweiß: 9,1 g
Fett: 2,6 g
Kohlenhydrate: 48 g

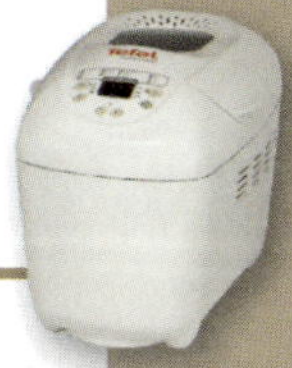

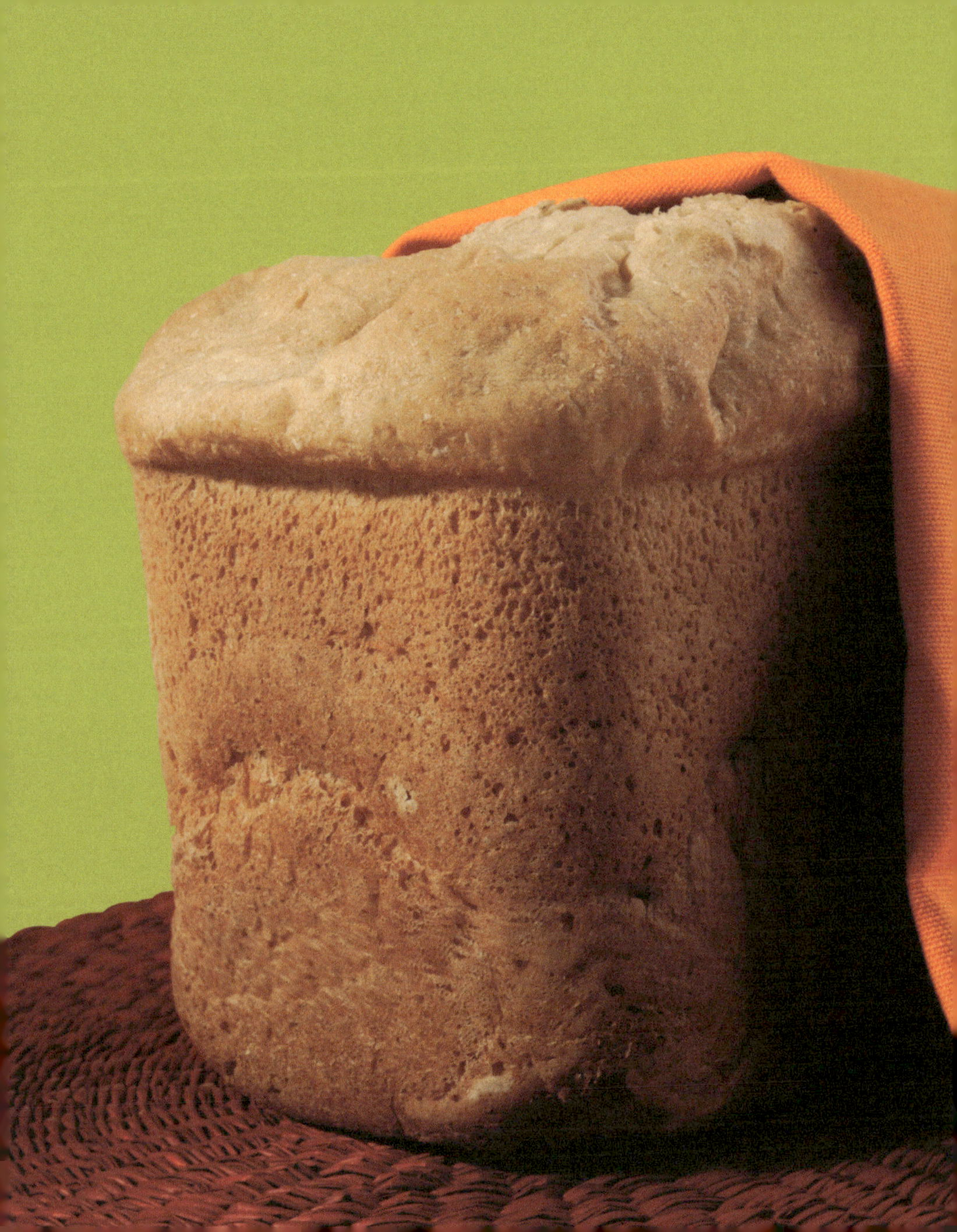

Landbrot

Zutaten für 750 g:
305 ml Wasser · 1 1/2 Teelöffel Salz · 1/2 Esslöffel Zucker
415 g Weißmehl · 95 g Roggenmehl · 1 1/2 Teelöffel Trockenhefe
110 g gehackte Walnüsse · 110 g gehackte Haselnüsse

Zutaten für 1.000 g:
405 ml Wasser · 2 Teelöffel Salz · 1 Esslöffel Zucker
560 g Weißmehl · 130 g Roggenmehl · 2 Teelöffel Trockenhefe
150 g gehackte Walnüsse · 150 g gehackte Haselnüsse

Zutaten für 1.500 g:
525 ml Wasser · 3 Teelöffel Salz · 1 1/2 Esslöffel Zucker
725 g Weißmehl · 170 g Roggenmehl · 2 1/2 Teelöffel Trockenhefe
225 g gehackte Walnüsse · 225 g gehackte Haselnüsse

Backzeit:
750 g: 214 Minuten
1.000 g: 219 Minuten
1.500 g: 224 Minuten

Nährwerte/100 g Brot:
398 kcal
Eiweiß: 11 g
Fett: 14,2 g
Kohlenhydrate: 53,5

Die Zutaten, bis auf die Nüsse, in der angegebenen Reihenfolge in die Backform geben.

Die Backform in den Automaten einsetzen, das Programm 2 (Französisches Brot) wählen und Gewicht einstellen.

Wenn das Signal ertönt, die Nüsse beigeben.

Am Ende der Backzeit das Brot aus der Form nehmen und abkühlen lassen.

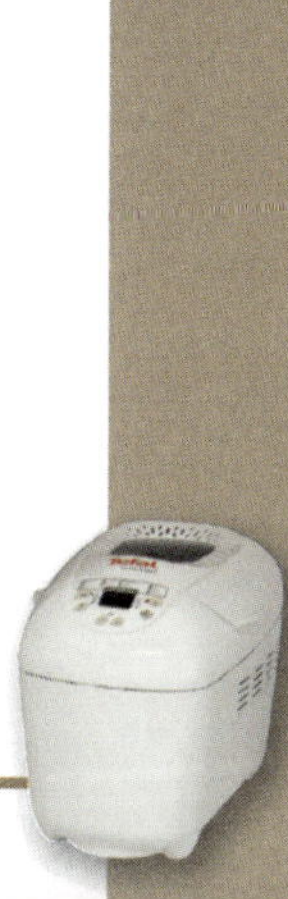

Würziges Weißbrot

Backzeit:
750 g: 214 Minuten
1.000 g: 219 Minuten
1.500 g: 224 Minuten

Nährwerte/100 g Brot:
445 kcal
Eiweiß: 11,7 g
Fett: 18,2 g
Kohlenhydrate: 53,8 g

Zutaten für 750 g:
300 ml Wasser · 1 1/2 Teelöffel Salz · 1/2 Esslöffel Zucker
520 g Weißmehl · 1 Teelöffel Trockenhefe
2 Knoblauchzehen · 1 1/2 Zwiebeln · 90 g grüne Oliven
150 g Speckwürfel · 75 g Hartwurstscheiben

Zutaten für 1.000 g:
400 ml Wasser · 2 Teelöffel Salz · 1 Esslöffel Zucker
700 g Weißmehl · 1 1/2 Teelöffel Trockenhefe
3 Knoblauchzehen · 2 Zwiebeln · 125 g grüne Oliven
200 g Speckwürfel · 100 g Hartwurstscheiben

Zutaten für 1.500 g:
515 ml Wasser · 3 Teelöffel Salz · 1 1/2 Esslöffel Zucker
900 g Weißmehl · 2 Teelöffel Trockenhefe
4 1/2 Knoblauchzehen · 2 1/2 Zwiebeln · 185 g grüne Oliven
300 g Speckwürfel · 150 g Hartwurstscheiben

Die Grundzutaten der ersten Liste in der angegebenen Reihenfolge in die Backform geben.

Die Backform in den Automaten einsetzen, das Programm 2 (Französisches Brot) wählen und Gewicht einstellen.

Wenn das Signal ertönt, die restlichen Zutaten beigeben.

Am Ende der Backzeit das Brot aus der Form nehmen und abkühlen lassen.

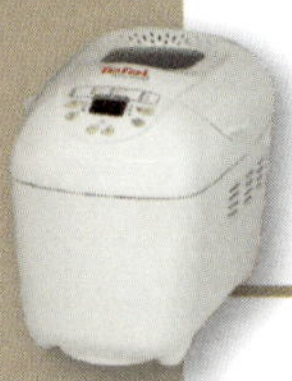

Mandel-Rosinen-Brot

Zutaten für 750 g:
85 ml Milch · 2 Eier · 160 g weiche Butter · 1 Teelöffel Salz
70 g Zucker · 390 g Weißmehl · 2 1/2 Teelöffel Trockenhefe

40 g ganze Mandeln · 110 g Rosinen

Zutaten für 1.000 g:
120 ml Milch · 3 Eier · 210 g weiche Butter · 1 Teelöffel Salz
90 g Zucker · 530 g Weißmehl · 3 1/2 Teelöffel Trockenhefe

50 g ganze Mandeln · 150 g Rosinen

Zutaten für 1.500 g:
130 ml Milch · 3 Eier · 250 g weiche Butter · 1 1/2 Teelöffel Salz
100 g Zucker · 610 g Weißmehl · 4 Teelöffel Trockenhefe

60 g ganze Mandeln · 170 g Rosinen

Die Zutaten, bis auf die Mandeln und Rosinen, in der angegebenen Reihenfolge in die Backform geben.

Die Backform in den Automaten einsetzen, das Programm 4 (Süßes Brot) wählen und Gewicht einstellen.

Wenn das Signal ertönt, die Mandeln und Rosinen beigeben.

Am Ende der Backzeit das Brot aus der Form nehmen und abkühlen lassen.

Backzeit:
750 g: 225 Minuten
1.000 g: 230 Minuten
1.500 g: 235 Minuten

Nährwerte/100 g Brot:
474 kcal
Eiweiß: 10 g
Fett: 23,1 g
Kohlenhydrate: 51,6 g

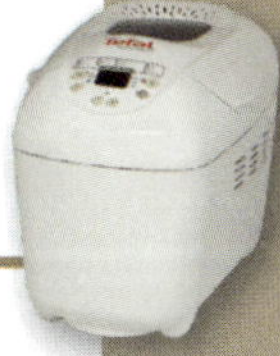

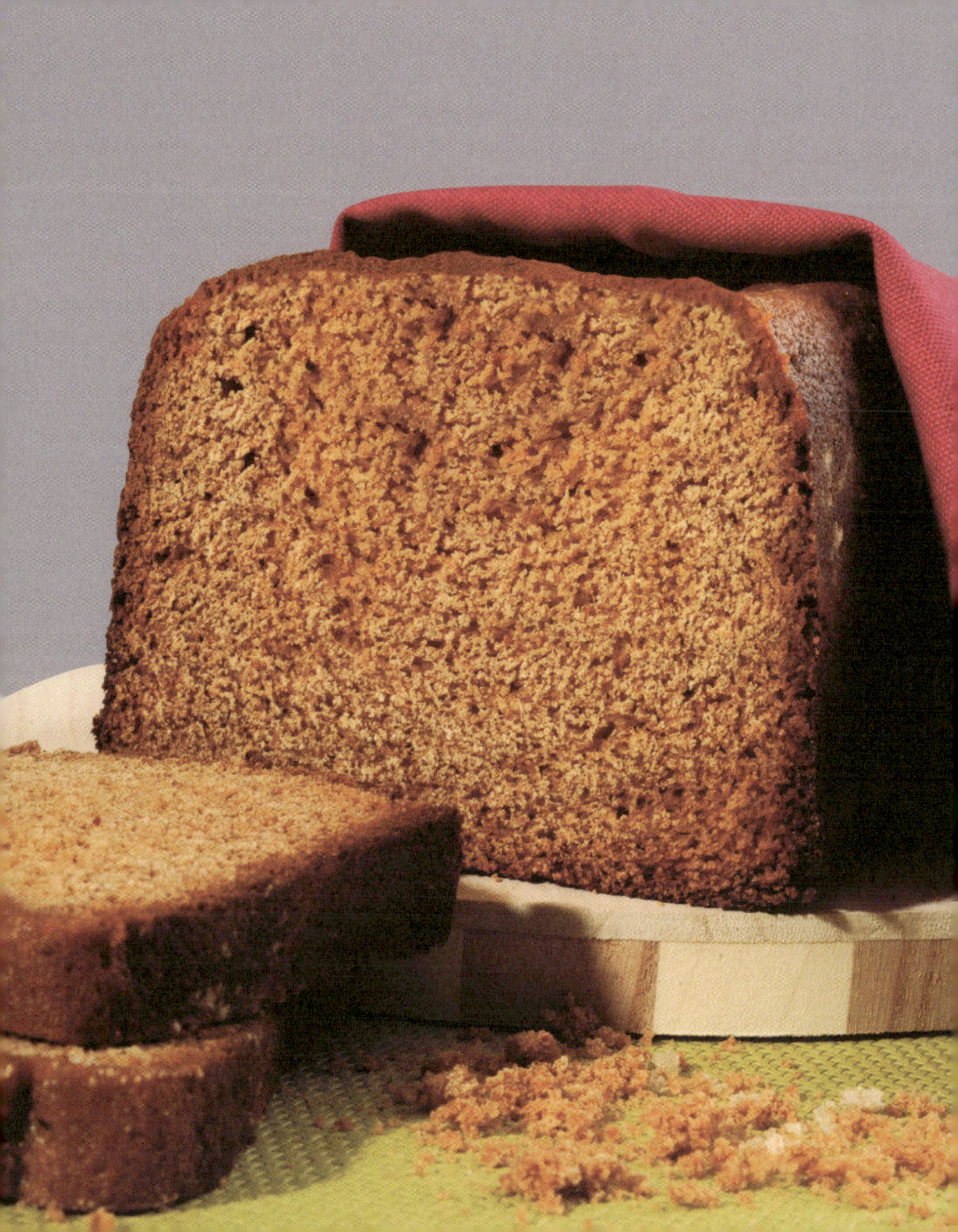

Gewürzbrot

Zutaten für 750 g:
4 Gewürznelken · 20 ml Milch · 1 Ei · 90 g brauner Zucker · 1 Prise Salz
3 Teelöffel Lebkuchengewürz · 290 g Honig · 30 g weiche Butter
260 g glattes Mehl · 60 g Roggenmehl · 3 Teelöffel Backpulver

Zutaten für 1.000 g:
5 Gewürznelken · 40 ml Milch · 1 Ei · 130 g brauner Zucker · 1 Prise Salz
4 1/2 Teelöffel Lebkuchengewürz · 390 g Honig · 45 g weiche Butter
350 g glattes Mehl · 80 g Roggenmehl · 4 Teelöffel Backpulver

Zutaten für 1.500 g:
4 Gewürznelken · 45 ml Milch · 2 Eier · 170 g brauner Zucker · 1 Prise Salz
6 Teelöffel Lebkuchengewürz · 510 g Honig · 60 g weiche Butter
460 g glattes Mehl · 110 g Roggenmehl · 5 1/2 Teelöffel Backpulver

Die Gewürznelken ca. 1 Stunde lang in die warme Milch einlegen und danach entfernen.

Eier, Zucker und Salz in einer Schüssel 5 Minuten lang schlagen. Danach Gewürze, Milch, Honig und Butter darunter rühren und in die Backform leeren. Die restlichen Zutaten in der angegebenen Reihenfolge dazugeben.

Die Backform in den Automaten einsetzen, das Programm 10 (Kuchen) wählen und Gewicht einstellen.

Am Ende der Backzeit das Brot aus der Form nehmen und abkühlen lassen.

Backzeit:
750 g: 80 Minuten
1.000 g: 85 Minuten
1.500 g: 90 Minuten

Nährwerte/100 g Brot:
373 kcal
Eiweiß: 6,2 g
Fett: 5,1 g
Kohlenhydrate: 72,8 g

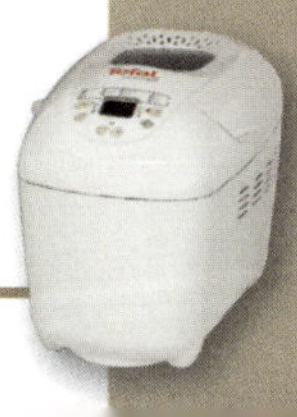

Zitronenkuchen

Backzeit:
750 g: 80 Minuten
1.000 g: 85 Minuten
1.500 g: 90 Minuten

Nährwerte/100 g Brot:
422 kcal
Eiweiß: 8,5 g
Fett: 13 g
Kohlenhydrate: 64,1 g

Zutaten für 750 g:
3 Eier · 220 g Zucker · 1 Prise Salz · 90 g weiche Butter · 340 g glattes Mehl
2 1/2 Teelöffel Backpulver · 1 Zitrone (Schale und Saft)

Zutaten für 1.000 g:
4 Eier · 300 g Zucker · 1 Prise Salz · 120 g weiche Butter · 450 g glattes Mehl
3 1/2 Teelöffel Backpulver · 1 Zitrone (Schale und Saft)

Zutaten für 1.500 g:
6 Eier · 390 g Zucker · 1 Prise Salz · 160 g weiche Butter · 600 g glattes Mehl
4 1/2 Teelöffel Backpulver · 2 Zitronen (Schale und Saft)

Eier, Zucker und Salz in einer Schüssel 5 Minuten lang schlagen und danach in die Backform leeren. Die restlichen Zutaten in der angegebenen Reihenfolge dazugeben.

Die Backform in den Automaten einsetzen, das Programm 10 (Kuchen) wählen und Gewicht einstellen.

Am Ende der Backzeit das Brot aus der Form nehmen und abkühlen lassen.

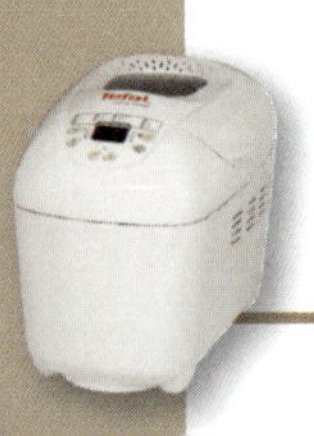

Apfel-Rhabarber-Kompott

Zutaten für 1.200 g:
600 g Äpfel · 600 g Rhabarber · 5 Esslöffel Zucker

Die Äpfel schälen, entkernen und in kleine Würfel schneiden.

Die Rhabarberstangen ebenfalls in Stücke schneiden.

Alle Zutaten in die Backform geben.

Die Backform in den Automaten einsetzen und das Programm 11 (Marmelade) wählen.

Am Ende der Kochzeit das Kompott in Gläser füllen, den Deckel festschrauben und die Gläser umdrehen.

Kochzeit:
1.200 g: 65 Minuten

Nährwerte/
100 g Kompott:
46 kcal
Eiweiß: 0,4 g
Fett: 0,2 g
Kohlenhydrate: 9,9 g

Pizzateig

Zutaten für 1.250 g:
400 ml Wasser · 2 1/2 Esslöffel Olivenöl · 2 1/2 Teelöffel Salz
800 g Weißmehl · 2 1/2 Teelöffel Trockenhefe

Die Zutaten in der angegebenen Reihenfolge in die Backform geben.

Die Backform in den Automaten einsetzen und das Programm 13 (Hefeteig) wählen.

Am Ende der Rührzeit den fertigen Teig zur Weiterverarbeitung aus der Maschine nehmen.

Rührzeit:
1.250 g: 85 Minuten

Nährwerte/100 g Teig:
253 kcal
Eiweiß: 7 g
Fett: 2,6 g
Kohlenhydrate: 46,8 g

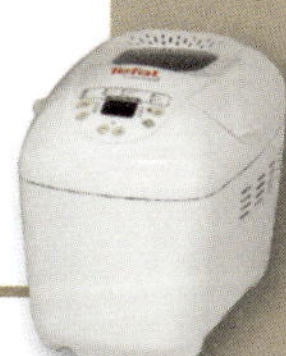

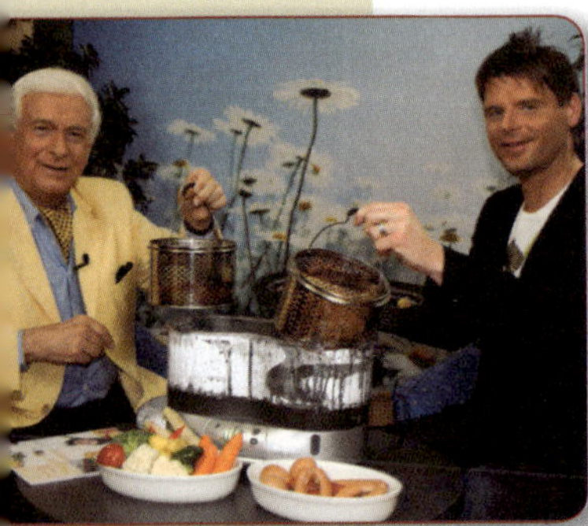

Gesund genießen durch Qualität und schonende Zubereitung der Produkte

Die Nahrung entscheidet sehr oft darüber, ob wir fit, vital und gesund durchs Leben gehen. Die Produkte, die wir zu Speisen verarbeiten, müssen von hervorragender Qualität sein. Sie müssen aber dann auch entsprechend schonend in der Küche verarbeitet werden. Dazu brauchen wir moderne Küchengeräte, die das möglich machen. Dazu gehören der Dampfgarer, das Super-Gerät für gesunde Pommes, ein Marmeladen-Macher und schließlich ein Brotback-Automat. Produkte und Verarbeitung müssen der Garant dafür sein, dass Gesundes gut schmeckt.

Das ist eines der großen Ziele der „Initiative Gesund Genießen", die im Jahr 2007 von Prof. Hademar Bankhofer, TV-Gesundheitsexperte, Bestsellerautor und einer der führenden Ernährungsexperten Europas, von Reinhard-Karl Üblacker, Ernährungscoach und Buchautor, dem Institut für Sporternährung e.V. und der internationalen Tefal-Forschung ins Leben gerufen wurde. Ziel der Initiative: Durch Information und Aufklärung soll der Bevölkerung überzeugend bewiesen werden, wie einfach und genussvoll heutzutage gesunde Küche sein kann. Die Initiative will die Öffentlichkeit laufend über aktuelle Erkenntnisse der Wissenschaft informieren, mit köstlichen Rezepten aus der Vitalküche versorgen und über Trends berichten. Dazu soll es immer wieder neue Anregungen und Zubereitungs-Tipps geben. Fürs gesunde Genießen hat die Tefal-Forschung im Rahmen eines Vital-Programmes spezielle Produkte entwickelt, die schnell und unkompliziert gesundes Genießen möglich machen.